ÉTUDE

SUR LES

RAPPORTS DE L'ALCOOLISME

ET DE LA

PHTHISIE PULMONAIRE

PAR

Joseph ROUX

ANCIEN EXTERNE DES HOPITAUX DE PARIS

DOCTEUR EN MÉDECINE DE LA FACULTÉ DE PARIS

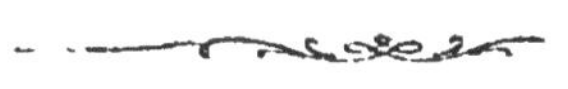

PARIS

ALPHONSE DERENNE

52, Boulevard Saint-Michel, 52

1884

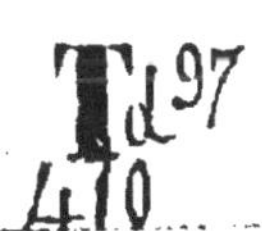

ÉTUDE

sur les

RAPPORTS DE L'ALCOOLISME

et de la

PHTHISIE PULMONAIRE

Td 97/410

ÉTUDE

SUR LES

RAPPORTS DE L'ALCOOLISME

ET DE LA

PHTHISIE PULMONAIRE

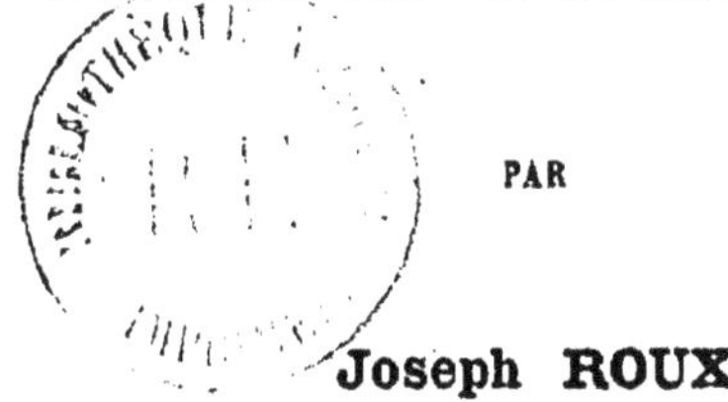

PAR

Joseph ROUX

ANCIEN EXTERNE DES HOPITAUX DE PARIS

DOCTEUR EN MÉDECINE DE LA FACULTÉ DE PARIS

PARIS

ALPHONSE DERENNE

52, Boulevard Saint-Michel, 52

1881

ÉTUDE

SUR LES

RAPPORTS DE L'ALCOOLISME

ET DE LA

PHTHISIE PULMONAIRE

AVANT-PROPOS.

Les premiers auteurs qui ont traité de la phthisie pulmonaire, se sont occupés surtout de la nature du produit tuberculeux, des divers aspects sous lesquels il se présente et des différentes transformations qu'il subit. Mais à mesure que la question histologique a été mieux connue et la constitution du tubercule à peu près fixée, les recherches se sont portées sur les causes qui amènent la tuberculisation pulmonaire. La connaissance des causes, toujours prépondérante dans l'étude d'une maladie, acquiert une importance capitale lorsqu'il s'agit de la phthisie pulmonaire, si l'on songe à l'impuissance des médications tentées jusqu'à ce jour contre elle. C'est par une notion exacte des conditions dans lesquelles elle se développe, des agents qui concourent à sa production que l'on peut espérer en arrêter les progrès. Quelques-unes de ces causes, l'hérédité par exemple, sont regardées par tous comme incontestables ; d'autres sont encore l'objet de controverse, et parmi elles se trouve l'alcoolisme.

Deux cas de tuberculisation pulmonaire survenue chez des alcooliques, que j'ai eu l'occasion d'observer dans la clientèle de mon ami M. le Dr F. Brémond, m'avaient vivement frappé. D'autres exemples, que j'ai rencontrés dans le service de mon excellent maître M. le Dr H. Rendu, m'ont donné l'idée de faire des rapports de l'alcoolisme avec la phthisie pulmonaire le sujet de ma thèse. Qu'il me soit permis, avant de commencer ce travail, d'exprimer à mes très chers maîtres MM. les Drs H. Rendu et Lancereaux, toute ma gratitude pour les conseils et les observations qu'ils ont bien voulu me donner, et de remercier M. le Dr Barié et tous mes amis de l'empressement qu'ils ont mis à me communiquer les faits en leur possession qui ressortissent à mon sujet.

HISTORIQUE.

Ce n'est guère que depuis les travaux de Magnus Huss sur l'alcoolisme, que les auteurs ont traité, avec des avis différents, des relations qui existent entre cet état pathologique et la phthisie pulmonaire. Les uns admettent que les excès alcooliques ont une influence marquée sur la production et le développement des tubercules, tandis que les autres nient toute relation de causalité entre les deux affections. Parmi ces derniers, quelques-uns même vont plus loin encore : ils veulent voir dans l'alcoolisme comme un prophylactique de la phthisie, ou tout au moins une condition favorable à la marche de la maladie, quand celle-ci est déclarée.

Magnus Huss (1), le premier qui ait émis un avis sur ce sujet, dit n'avoir pas rencontré de tubercules en voie de développement chez les alcooliques. Il aurait même constaté chez certains d'entre eux des tubercules desséchés. Aussi nie-t-il toute relation entre l'alcoolisme et la phthisie pulmonaire. Après lui, deux auteurs américains, Peters et Jackson (2), se sont occupés de la question et partagent son avis. Le premier assure que sur 70 individus victimes d'accidents sur la voie publique par suite d'ivresse, il n'a pas trouvé un seul tuberculeux. Le second sur 35 alcoo-

1. Alcoholismus chronicus. 1852. Stockolm.

2. Cités par Leudet au Congrès médical de Lyon, 1864.

liques n'a trouvé que 5 tuberculeux. Malshe (1) croit avoir remarqué que les débitants d'eau-de-vie deviennent rarement phthisiques, et Tripier (2) s'exprime ainsi sur ce sujet : « En interrogeant mes souvenirs et ceux de quelques amis, je n'ai pas trouvé d'ivrognes phthisiques, tandis que je vois des phthisiques ivrognes ou simplement buveurs d'alcool parcourir les phases de leur maladie avec une extrême lenteur.

Toutefois, ce sont là jusqu'à présent des opinions basées plutôt sur des réminiscences que sur des faits bien observés, et à mesure que les effets de l'alcoolisme sont mieux étudiés et mieux connus, l'idée contraire semble prévaloir. Déjà en 1859, un auteur américain, Bell de New-York, dans un bon travail sur cette question (On te Effects of the Use of Alcoholic Liquors on Tubercular Diseases or in Constitutions predisposed to such Diseases. Amer. journ. of the Médic. Science, 2e série T. XXXVIII) est arrivé aux conclusions suivantes :

1° L'opinion que les liqueurs alcooliques ont une influence marquée, lorsqu'il s'agit de prévenir les dépôts tuberculeux, ne repose sur aucun fondement solide.

2° Au contraire, l'usage de ces liqueurs prédispose plutôt aux affections tuberculeuses.

3° Toutes les fois que la tuberculisation existe, l'alcool ne modifie en rien sa marche.

4° Dans aucune période de la maladie, il ne modère sensiblement les effets morbides des tubercules sur l'économie.

1. Cité par Leudet au Congrès médical de Lyon, 1864.

2. Id.

Un autre auteur américain, le professeur N. S. Davis de New-York, dans un mémoire où il analyse 210 cas de phthisie pulmonaire, a noté la quantité d'alcool ingéré par les malades : 68 fois il y avait eu usage presque journalier de quelques unes des variétés de boissons alcooliques de un à vingt-deux ans avant l'apparition des signes de la tuberculose ; 91 fois l'usage de ces boissons n'avait eu lieu qu'autant que l'occasion s'en était présentée ; 51 fois l'abstention avait été complète (Report of the influence alcoholic Drincks on the developpement and the progress of pulmonary tuberculosis. Transact. of american med. assoc. vol. XII, p. 565).

Dans un travail présenté à la Société médico-chirurgicale de Liége en 1862, inséré dans le *Scalpel* (n° 24) et analysé dans l'*Union Médicale* (2e série T. XIV, 1862, p. 192), le Dr Krans, de Liége dit avoir observé chez les buveurs une forme de phthisie galopante, à laquelle il propose de donner le nom de phthisie disséminée aiguë. Elle apparaîtrait, d'après lui, à la période moyenne de la vie et la marche en serait rapide. « Des râles disséminés rares, puis humides et étendus sont perçus ; l'entrée de l'air éprouve comme des interruptions subites, phénomènes d'une grande valeur au début. Bientôt la fièvre s'allume, le sommeil se perd, la toux devient de plus en plus fatigante avec expectoration muqueuse, puis purulente. Les craquements, le gargouillement, le souffle amphorique, la pectoriloquie se succèdent ; la dyspnée augmente avec frissons, puis des sueurs abondantes et la mort arrive avant un amaigrissement prononcé. »

La lecture de ce travail remit en mémoire au Dr Launay

du Havre deux faits de phthisie galopante chez des individus vigoureux, adonnés aux boissons alcooliques et non entachés de diathèse héréditaire. Dans une note communiquée à l'*Union médicale* (l'alcoolisme, son influence sur la production de la phthisie et des troubles menstruels, 2e série T. XIV, 1862, p. 337) il dit avoir observé fréquemment la phthisie avec son cortège, chez des buveurs, avec une marche plus ou moins rapide. Les accidents du côté du larynx accompagnaient presque sans exception les accidents pulmonaires. Le Dr Launay croit qu'au début l'affection peut s'arrêter dans sa marche, si le malade revient à la sobriété et s'il se soumet aux règles de l'hygiène et à un traitement convenable. C'est surtout sur les buveurs d'alcool que sévit la phthisie, car l'alcool est le plus souvent frelaté; il fait remarquer que, dans certains pays de vignobles, la phthisie était presque inconnue, bien que les ivrognes n'y manquassent pas, avant l'invasion de produits alcooliques frelatés. Enfin, contrairement au Dr Krans, il ne croit pas qu'il existe une limite d'âge pour l'apparition de la tuberculose chez les buveurs.

On commençait donc à regarder l'alcoolisme comme un facteur fréquent de la tuberculose, lorsque M. Leudet, professeur de *Clinique médicale à l'École de Médecine de Rouen*, vint affirmer une fois de plus l'opinion contraire. Dans un travail présenté au *Congrès médical de Lyon* de 1864, il déclare avoir été amené par ses résultats cliniques aux conclusions suivantes :

1° La tuberculisation pulmonaire est relativement moins commune chez les buveurs d'alcool que chez les gens sobres.

2° L'affection une fois développée, la marche en est généralement plus lente ; la forme est souvent latente ; la toux peu incommode, les symptômes apparents étant l'amaigrissement et les troubles intestinaux.

2° Cette action sur la tuberculisation est surtout manifeste chez les individus chez lesquels l'abus des boissons fermentées n'a pas encore déterminé les symptômes cachectiques.

M. Lancereaux, un des premiers en France, a nettement établi les rapports qui unissent la phthisie à l'alcoolisme. Le premier, il a noté le mode de début, la marche, la durée la forme anatomique la plus habituelle de la maladie. Aussi, croyons-nous devoir citer en entier le passage de son article (1) relatif à notre sujet : « L'abus des spiritueux contribue puissamment au développement de l'altération décrite sous le nom de phthisie granuleuse, si toutefois il ne l'engendre complètement, au moins dans un certain nombre de cas. Avant de connaître les travaux de Magnus Huss, Krans, Launay, la relation de causalité entre l'abus des liqueurs alcooliques et une certaine forme de tuberculisation pulmonaire nous paraissait évidente.

« Aujourd'hui cette relation peut être établie d'après les considérations suivantes, qui ressortent de l'analyse de quinze observations à nous personnelles : les individus affectés étaient des hommes ordinaires, robustes, âgés de 30 ans à 50 ans, adonnés à des travaux rudes, faisant tous abus des liqueurs fortes, et n'ayant dans leurs familles aucun antécédent tuberculeux. Chez eux l'altéra-

1. *Dictionnaire encyclopédique des Sciences médicales.* Art. Alcoolisme, 1865.

tion des poumons s'est présentée ainsi qu'il suit : au début dyspnée légère, croissant peu à peu ; respiration interrompue, rude, saccadée au sommet surtout ; râles disséminés, d'abord rares, et ensuite plus nombreux et humides. Peu abondante et muqueuse, l'expectoration a été plus tard purulente ; la toux en générale fatigante ; dans certains cas enfin, on finit par entendre au sommet non pas seulement des craquements, mais du souffle et des gargouillements. La fièvre ne se fit jamais longtemps attendre, et lorsqu'elle survint elle eut pour cortège habituel de l'agitation, du délire, du tremblement, phénomènes qui furent généralement suivis de la mort. Tantôt rapide dans sa marche, cette affection peut être désignée sous le nom de *phthisie galopante* ; tantôt plus lente dans son évolution, elle n'a pas encore la durée de la phthisie ordinaire ; elle ne met pas beaucoup plus de six mois à accomplir ses phases. La lésion anatomique qui la caractérise consiste dans la présence de granulations miliaires, quelquefois lenticulaires ou piriformes, également disséminées au sein du parenchyme pulmonaire congestionné, ramolli, souvent altéré et parsemé de points noirâtres pigmentaires. S'il existe des excavations elles sont rares, petites et occupent de préférence les sommets. Des lésions telles qu'une gastrique chronique ou une cirrhose hépatique accompagnent fréquemment cette modification pulmonaire, plus spéciale, comme nous l'avons dit, aux buveurs robustes et occupés à des travaux un peu pénibles. Quelquefois enfin l'affection granuleuse n'est pas seulement limitée à l'appareil de la respiration, elle envahit d'autres organes : le foie, la rate, les reins, le péritoine qui les recouvre, la pie-mère cérébrale, etc...

« Serait-ce à dire pourtant que tous les cas de phthisie granuleuse reconnaissent cette même cause ? Il n'en est rien, et ce que nous tenons à établir, c'est que le développement de la tuberculisation miliaire est, dans quelques cas, influencé d'une façon incontestable par l'abus des boissons alcooliques, lesquelles vraisemblablement jouent le rôle d'irritant par rapport à la paroi des vaisseaux capillaires ou des ramuscules bronchiques, siège habituel de la granulation tuberculeuse, ainsi que nous l'avons établi à la *Société de biologie* (année 1864). Il serait important, sans doute, de pouvoir distinguer les granulations tuberculeuses engendrées par les excès alcooliques, de toutes celles qui ont d'autres causes, mais jusqu'ici nous ne connaissons aucun caractère qui puisse servir à fonder cette distinction. »

Depuis lors la relation de causalité entre l'alcoolisme et la tuberculose paraît être admise, en France du moins, par tous les auteurs qui ont traité cette question. MM. Hérard et Cornil (1), rappelant l'opinion de Leudet, s'expriment ainsi : « Les faits qu'il nous a été donné d'observer ne nous permettent pas de nous ranger à la manière de voir du savant professeur de Rouen, qui paraît être également celle de Magnus Huss. Nous avons recueilli l'histoire d'un certain nombre de phthisiques, qui très manifestement avaient vu leur maladie débuter après l'usage immodéré des boissons alcooliques. Chez plusieurs d'entre eux la marche de la maladie a été rapide comme dans les cas du Dr Krans. Nous croyons que la solution définitive de cette question appelle encore de nouvelles recherches. »

1. Hérard et Cornil. *Traité de la phthisie* (1867).

MM. les professeurs Potain (1) et Peter (2), M. Pidoux (3) se rangent à cette opinion, les deux derniers toutefois avec quelques restrictions sur la condition sociale des individus. Enfin M. Garaudeaux (4), s'inspirant des idées de M. Lancereaux et se basant sur vingt observations que notre excellent maître lui a communiquées, fit de l'étude de la phthisie chez les buveurs le sujet de sa thèse, en insistant principalement sur les rapports de la tuberculose avec la cirrhose du foie, dont il établit les relations d'une manière incontestable.

1. Potain. *Leçons de clinique médicale faites à l'hôpital Necker* (1880).

2. Peter. *Leçons de clinique médicale* 1879.

3. Pidoux. *Études générales et pratiques sur la phthisie* (Asselin, 1873).

4. Garaudeaux. *De la phthisie chez les buveurs, et de ses rapports avec la cirrhose du foie* (Thèse de doctorat, 1878).

Observation I

Alcoolisme chronique. Tuberculose acquise des deux sommets, surtout à droite. Diarrhée. Marche rapide de janvier à juin 1880. (Communiquée par M. Lancereaux).

Le nommé Poit... François, âgé de 40 ans, garçon de salle, entré le 8 mars 1880 à l'hôpital de la Pitié, salle Sainte-Marthe, n° 39, service de M. Lancereaux.

Cet homme est malade depuis cinq mois; il tousse depuis quatre mois seulement et attribue sa maladie à un refroidissement. Il a été soldat pendant 7 ans, mais n'est jamais allé en Algérie ni aux colonies. Il habite Paris depuis 25 ans et a toujours été d'une bonne santé. En 1870 il contracta un chancre induré unique qui mit un mois à guérir; deux mois après plaques muqueuses à la gorge et à l'anus.

Depuis trois mois il perd ses forces; l'appétit a diminué; des sueurs nocturnes sont survenues il y a deux mois; il n'a jamais eu d'hémoptysies. Ce malade, auparavant très-robuste, exerce un métier fort pénible. Sur pied toute la journée, il est levé depuis 6 à 7 heures du matin jusqu'au delà de minuit.

Il boit beaucoup, le matin il prend la goutte et de l'absinthe.

Il accuse des crampes dans les mollets, des douleurs continuelles dans les jambes; il a des cauchemars et des pituites le matin depuis 4 ou 5 ans.

9 *mai*. — L'aspect du malade est vigoureux, il paraît gras, ses membres sont gros et robustes. La sensibilité n'est pas altérée. Du côté des poumons, la percussion révèle en avant et des deux côtés de la matité et de la résistance au doigt. A l'auscultation on entend un souffle tubaire; les lésions sont plus marquées à droite. Rien au cœur.

14 *mai*. — Crachats purulents; sueurs nocturnes; l'affaiblissement ne fait pas de progrès.

4 *juin*. — Diarrhée intense; nausées, disparition totale de l'appé-

tit. L'abdomen n'est pas ballonné, mais il est très douloureux surtout dans la fosse iliaque droite et au-dessus du pli de l'aine. (Potion avec 10 centigr. d'extrait thébaïque).

8. — La diarrhée et les coliques persistent. On supprime l'extrait thébaïque qu'on remplace par un gramme de laudanum.

16. — La diarrhée et les coliques continuent. Le malade se sent beaucoup plus faible.

25. — Depuis huit jours l'amaigrissement est survenu tout d'un coup et a fait des progrès rapides : les pommettes sont très saillantes. Le malade est abattu, somnolent et ne répond presque pas aux questions. Pas d'hémoptysies ; pas de point de côté. La diarrhée et les coliques ne cessent pas.

Mort le 28 juin 1880.

Autopsie. — Adhérences solides anciennes à droite ; à gauche elles sont moins épaisses et limitées au sommet du poumon. Épaississement très marqué de la plèvre pariétale au niveau du bord postérieur et du sommet du poumon droit. A la coupe, le sommet du poumon droit est criblé d'excavations peu volumineuses avec une grande caverne tout à fait au sommet. En dehors des excavations le tissu pulmonaire est dur à la coupe, sillonné de bandes fibreuses avec infiltration de granulations saillantes. Au sommet du poumon gauche on constate de nombreuses excavations dont deux ou trois ont été détruites en enlevant le poumon. Le lobe supérieur est infiltré de granulations ; emphysème au lobe moyen.

Cœur normal ; pas de caillots fibrineux. *Foie* gris jaunâtre, stéatosé. *Rate* normale ; capsule ridée ; à la coupe consistance normale. *Reins* blanchâtres, décolorés ; capsule adhérente. *Intestin* : la cavité péritonéale contient un épanchement séro-purulent assez abondant. Plusieurs adhérences des anses intestinales entre-elles et avec le péritoine pariétal. Le cæcum est très fortement adhérent à la fosse iliaque gauche et criblé de tubercules. L'intestin grêle présente dans sa longueur une dizaine d'ulcérations, et on trouve au niveau de la fosse iliaque une ulcération du péritoine correspondant à une des ulcérations intestinales.

Nous noterons dans cette observation l'absence d'antécédents héréditaires, l'âge du malade, sa constitution vigoureuse, ses habitudes alcooliques. La maladie a débuté par un refroidissement, sa forme anatomique a été celle de la phthisie granuleuse avec prompt ramollissement des granulations. Nous signalerons, en outre, l'absence d'hémoptysie et d'accidents laryngés et enfin la diarrhée persistante, expression des lésions intestinales qui sont venues hâter la terminaison fatale.

Observation II

Ethylisme. Absinthisme. Tuberculose pulmonaire. Mort (Communiquée par M. Lancereaux).

Le nommé Fer..., âgé de 35 ans, tailleur de pierres, entré le 4 septembre 1880 à l'hôpital de la Pitié, salle Sainte-Marthe, n° 5, service de M. Lancereaux.

Le père de cet homme est mort à 86 ans; sa mère est encore vivante; il a une sœur bien portante et il a eu un frère mort de la variole.

Il y a un an il a été atteint d'une pleurésie gauche; depuis il a beaucoup maigri. Pendant le mois d'août dernier il a eu des hémoptysies plus ou moins abondantes et revenant presque tous les jours; une fois l'hémoptysie a duré toute la journée. Il éprouve un point de côté persistant à gauche. *Le matin à jeun il boit la goutte et de l'absinthe*; *il faisait de plus dans la journée un fréquent usage de cette dernière liqueur.*

A son entrée, on constate de l'analgésie des membres; des pincements assez forts ne déterminent aucune douleur; la sensibilité est plus atteinte encore à la partie interne des membres. Le malade ne dort pas bien, il éprouve pendant la nuit des crampes dans les doigts et

BIBLIOTHÈQUE NATIONALE R.F. IMPRIMÉS

dans les jambes. Pas de rêves ; faiblesse des jambes ; démarche chancelante.

Aux poumons : retrait de tout le côté gauche du thorax ; matité dans toute la hauteur du poumon gauche ; souffle cavitaire au sommet, frottements dans le reste du poumon. A gauche et en avant frottements. Douleur très vive, spontanée et à la pression au niveau des insertions costales du côté droit. Point névralgique violent au neuvième espace intercostal gauche.

12 *septembre.* — Douleurs très vives dans les deux jambes à la région du genou et du mollet ; ces douleurs empêchent le malade de dormir (Bains sulfureux).

16. — Le malade souffre moins depuis les bains.

18. — Les douleurs sont revenues dans les genoux.

27. — Douleurs continuelles le jour et la nuit ; elles sont lancinantes, donnent lieu à des soubresauts des jambes ; elles partent des genoux en irradiant en bas et ne se produisent pas du côté des cuisses. Il n'y a pas de gonflement (Badigeonnages de teinture d'iode sur les genoux).

30. — L'application de la teinture d'iode a été très douloureuse ; le malade prétend qu'elle lui engourdit les jambes. Il éprouve encore des crampes dans la marche ; il a de l'hypéresthésie de la jambe gauche, mais les douleurs ont disparu. La toux est fréquente, l'expectoration moins abondante qu'antérieurement.

2 *octobre.* — Hypéresthésie généralisée ; points douloureux le long de la colonne vertébrale ; le malade se récroqueville lorsqu'on le touche.

2. — Vomissements amers cette nuit. Pas de céphalalgie ; la douleur des genoux est revenue.

7. — Douleurs lancinantes dans le côté gauche de la poitrine. Le malade les compare à des sillons de feu partant de la colonne vertébrale pour aboutir à la ligne médiane du sternum. La pression est douloureuse au niveau des quatrième, cinquième et sixième espaces intercostaux et au niveau des apophyses épineuses qui y correspondent. On fait à dix heures du matin une injection d'eau d'une seringue entière, qui calme le malade jusqu'à six heures du soir.

5 *novembre.* — Sueurs nocturnes très abondantes; faiblesse générale; anorexie, nausées, vomissements; accès d'oppression, toux fréquente, crachats verdâtres, nummulaires; soif intense; pas de diarrhée.

6 *novembre.* — Œdème des jambes depuis six jours. Refroidissement des extrémités. La lésion pulmonaire est toujours plus prononcée à gauche. (Vésicatoire de 10 centimètres de côté entre les deux épaules).

7. — Les vomissements continuent.

8. — Le malade meurt à dix heures du soir. Toute la journée il s'était plaint, il s'asseyait sur le lit les jambes pendantes; il ne pouvait plus cracher qu'avec beaucoup de peine et après des efforts répétés.

Autopsie. — Les *poumons* sont renflés, épais, volumineux comme s'ils étaient gonflés par l'air. Ils ont contracté des adhérences intimes aux deux sommets et avec le péricarde. On trouve une infiltration tuberculeuse totale du lobe supérieur du poumon gauche et de la partie supérieure du lobe inférieur. Le lobe supérieur droit est infiltré de granulations; dans le lobe inférieur on constate une hépatisation lobulaire et des granulations. Aux deux sommets il y a deux grandes excavations. La muqueuse des bronches et de la trachée est parsemée de tubercules disséminés. Ganglions bronchiques très-volumineux.

Le *cœur* est chargé de graisse, élargi, dilaté; sa surface est lisse, sa paroi hypertrophiée mais non altérée. Caillots fibrineux dans le cœur droit, surtout à la pointe; on en trouve aussi entre les colonnes charnues au niveau de l'infundibulum; ils sont peu adhérents. L'oreillette droite en contient aussi environ une soixantaine du volume d'une tête d'épingle à celui d'une noisette. Un certain nombre sont à cheval sur les colonnes, de telle sorte que cette coagulation ne dépend pas d'une lésion de la paroi, mais de l'état du sang et de la dilatation cardiaque. L'auricule droite ne contient pas de caillots. Les plus volumineux de ces caillots sont ramollis au centre, les autres ne le sont pas.

Foie gras, augmenté de volume en épaisseur, pesant 1075 gr.

Rate énorme, non diffluente, pesant 250 gr. *Reins* décolorés à la substance corticale.

Hernie inguinale épiploïque droite. *Testicules* très petits, atrophiés. Ganglions mésentériques tuberculeux. L'intestin contient des matières solides. *L'estomac* est injecté à la région du cardia, plissé à la région pylorique ; les glandes stomacales sont hypertrophiées. *Cerveau* : opalinité des méninges avec petites taches disséminées ; les méninges se détachent facilement et les circonvolutions sont atrophiées.

Comme dans le cas précédent, nous avons ici un homme sans antécédents héréditaires, adonné aux boissons alcooliques et en particulier à l'absinthe. Les symptômes d'hypéresthésie présentés par le malade témoignent de l'intoxication absinthique. Nous signalerons la marche rapide de la maladie (14 mois de durée à partir de la pleurésie), les hémoptysies abondantes et répétées, les vomissements, l'absence d'accidents laryngés, la fréquence de la toux et enfin la terminaison par asphyxie due probablement à une poussée aiguë de granulations. La forme anatomique de la tuberculose a été celle de la phthisie granuleuse avec prompt ramollissement des granulations et formation de cavernes.

Observation III

Phthisie pulmonaire à marche rapide chez un vieillard alcoolique.
(Communiquée par M. Rendu).

Le nommé Des... François, âgé de 60 ans, marchand de vins, entré le 22 mai 1875 à l'hôpital Beaujon, salle Saint-Louis, n° 21, service de M. Gubler.

Cet homme n'a pas d'antécédents tuberculeux dans sa famille. Il a eu un frère mort d'alcoolisme ; un autre frère est marchand de vins.

Il est malade depuis environ deux mois d'une bronchite. *Antécédents d'alcoolisme.* — Tremblement des mains et de la langue. Il arrive avec une fièvre excessive, la peau chaude, 40°, de l'oppression, une agitation extrême. Le pouls est à 110 pulsations ; soif vive, anorexie complète ; toux survenant par quintes, sueurs nocturnes.

Localement : matité au sommet gauche dans le tiers supérieur ; submatité à droite dans la même étendue. En avant, sous la clavicule gauche, sonorité diminuée, tonalité plus aiguë. A l'auscultation, respiration faible à gauche, expiration prolongée et soufflante ; quelques craquements humides assez rares ; retentissement de la toux et de la voix. En avant, sous la clavicule, râles plus nombreux à timbre humide, presque du gargouillement. Expectoration muco-purulente sans grands caratères. Foie assez gros, non douloureux.

En somme, tuberculose au deuxième degré ; symptômes de fièvre intense hors de proportion avec les phénomènes locaux ; alcoolisme.

Ce malade meurt le 22 juin 1875, après avoir présenté constamment une fièvre continue, sans rémission aucune, avec une température habituelle de 40°. On a successivement tout essayé pour faire diminuer la fièvre : la digitale, le tartre stibié n'ont produit aucun effet. L'opium seul soulageait le malade. Au bout d'une quinzaine de jours il s'était produit une grande caverne au sommet gauche et les jambes commençaient à enfler. Ces accidents suivirent une marche très rapide, avec des alternatives d'albuminurie, jusqu'à la mort.

C'est ici un cas remarquable. Nous voyons la tuberculose se développer chez un individu exempt de diathèse héréditaire, mais dont les habitudes alcooliques ne font aucun doute. Au lieu d'évoluer lentement et de prendre les allures d'une bronchite chronique, comme elle le fait généralement chez les sujets arrivés à la cinquantaine, la phthisie a pris une marche rapide, presque galopante. Le ramollissement des tubercules a commencé deux mois après le début de leur apparition et n'a pas tardé à produire une grande caverne. Nous noterons aussi la fréquence de la toux, l'absence d'hémoptysie et surtout l'intensité et la continuité de la fièvre, phénomène assez rare chez les tuberculeux de 60 ans.

Observation IV

Phthisie pulmonaire et cirrhose alcoolique du foie. — Mort. — Autopsie (communiquée par M. Rendu).

La nommée Marie Dela..., âgée de 38 ans, entrée le 14 août 1875 à l'hôpital Beaujon, salle Sainte-Marthe, n° 19, service de M. Gubler.

Cette femme arrive à l'hôpital pour des accidents complexes. L'année dernière, à peu près vers cette époque, elle a éprouvé de vives douleurs d'estomac accompagnées de vomissements, une sorte de gastrite. Depuis elle a toujours conservé un peu de pesanteur et de gêne dans la région stomacale. Il y a six semaines elle fut prise de vomissements de sang, commença à maigrir, à transpirer la nuit, à avoir de la fièvre ; bref, elle fut prise de tous les signes généraux de la tuberculose.

Elle arrive à l'hôpital dans l'état suivant : femme amaigrie, habitus général tuberculeux. L'examen de la poitrine fait constater les signes suivants : submatité aux deux sommets en arrière s'étendant à droite dans le tiers supérieur du poumon ; un peu de sensibilité à la pression et à la palpation. Respiration rude aux deux sommets avec expiration prolongée et soufflante ; au poumon droit notamment, près de la racine des branches, ce souffle est ample et a presque les caractères du souffle caverneux. Mêmes phénomènes à gauche quoique moins marqués ; il n'y a ni râles, ni craquements ; la toux et la voix sont renforcées. En somme, signes d'induration aux deux sommets sans ramollissement. Mêmes signes en avant. La toux est fréquente mais sèche, elle s'accompagne presque toujours d'un certain degré d'incontinence d'urine.

Les signes abdominaux sont également fort prononcés chez cette malade : l'abdomen frappe par son développement considérable; il n'y a cependant point d'ascite, mais le foie est énorme et descend jusqu'à l'ombilic; il est lourd, douloureux à la pression et cause une sensation permanente de tension dans l'hypochondre droit. Il est facile d'ailleurs, de voir que la surface du foie est lisse et unie, sans bosselures ni granulations. La rate est égalemement grosse et déborde un peu les fausses côtes. Dans le reste de l'abdomen sonorité un peu tympanique; pas de douleurs vives à la palpation ; pas de soupçon de péritonite tuberculeuse.

Cette malade est de plus mal réglée, elle ne voit plus ses règles depuis six ans ; ses urines sont abondantes, un peu troubles, dit-elle, comme si elle avait un catarrhe vésical; elle se plaint d'une leucorrhée abondante.

Malgré les dénégations de la malade qui affirme n'être point alcoolique, je crois qu'il s'agit d'une congestion hépato-splénique liée à l'alcoolisme, d'autant plus qu'elle a eu déjà l'année dernière des accidents analogues et qu'elle rejette des pituites le matin.

16 *août*. — La malade est très abattue ; en proie à une fièvre intense, elle a une anorexie complète et vomit tout ce qu'elle prend ; l'abdomen est très douloureux. On lui ordonne du koumys.

17. — Ce matin la fièvre est un peu tombée, mais il y a plus de ballonnement de ventre que ces jours passés et il s'est fait un léger degré d'ascite.

22. — L'ascite n'a pas augmenté et la fièvre est plutôt en décroissance; il y a également moins d'incontinence d'urine lorsqu'elle tousse, mais les douleurs abdominales sont toujours vives au niveau du foie. La malade a une diarrhée permanente. Elle ne vomit plus et tolère parfaitement son koumys (julep avec sous-nitrate de bismuth 4 gr.).

26. — Les vomissements ont reparu. Toujours beaucoup de faiblesse quoique le ventre soit souple et moins douloureux.

1er *septembre.* — L'état général s'aggrave pendant tout le mois de septembre ; il y a une perte absolue de l'appétit et des vomissements continuels ; les signes de la tuberculose pulmonaire s'accentuent de plus en plus, et la mort survient le 2 octobre 1875.

L'autopsie permet de constater les lésions de la phthisie pulmonaire et de plus celles de la cirrhose alcoolique du foie. Cette cirrhose en est encore à la période hypertrophique, et elle ne s'est jamais compliquée d'ictère.

Malgré les dénégations de la malade, les pituites du matin et les lésions du foie révelées par l'autopsie, ne laissent aucun doute sur les habitudes alcooliques. Il y a à signaler dans cette observation les troubles gastriques qui ont précédé d'une année l'apparition de la tuberculose survenue à l'âge de 38 ans, le début par hémoptysie, les vomissements continuels, l'évolution rapide de la maladie (3 mois de durée), et enfin sa coexistence avec la cirrhose du foie, qui semble avoir contribué pour sa part à hâter la terminaison.

Observation V

Phthisie pulmonaire acquise chez un alcoolique. Accès de delirium tremens pendant l'évolution de la maladie. Pneumothorax. Hémoptysie ultime. Mort (Communiquée par M. Rendu).

Le nommé Rou... Pierre, âgé de 32 ans, ouvrier du port, entré le 26 mai 1875 à l'hôpital Beaujon, salle Saint-Louis n° 22 bis, service de M. Gubler.

Homme vigoureux, paraissant très robuste et n'ayant nullement l'apect d'un tuberculeux. Parents morts d'affections étrangères à la tuberculose. Ce garçon, qui n'a jamais fait de maladies graves, contractait en janvier 1875 une bronchite à la suite d'un refroidissement ; il fut traité à la Charité où il resta près de deux mois et demi et dont il sortit, en apparence, bien guéri. A aucune époque il n'a craché le sang; il a rendu seulement quelquefois de petits filets de sang dans ses crachats à la suite d'efforts de toux. Depuis trois semaines environ il est repris de toux et de fièvre ; il arrive dans l'état suivant :

Fièvre excessive ; pouls à 120 pulsations, chaleur très intense, respiration haute, sans dyspnée véritable ; pouls petit et dépressible ; toux fréquente et quinteuse, expectoration muco-purulente sans grands caractères.

Poumon : submatité aux deux sommets et défaut d'élasticité sous le doigt en arrière. Sous la clavicule droite, submatité étendue. A l'auscultation, on trouve de la faiblesse du murmure vésiculaire au poumon droit, une expiration prolongée et soufflante, quelques très rares craquements secs (congestion pulmonaire très intense). Au poumon gauche, respiration rude, expiration soufflante à timbre grave dans la fosse sus-épineuse ; craquements secs assez nombreux, quelques craquements humides.

Pas d'amaigrissement apparent ; toutefois le malade affirme avoir beaucoup maigri. Etat fébrile hors de proportion avec les signes locaux ; il y a évidemment une poussée aiguë de congestion pulmonaire. Battements cardiaques forts et précipités.

29 *mai*. — Les signes locaux sont les mêmes. Le malade a été pris dans la journée d'un peu de délire.

30.— Le malade a passé une nuit très agitée; délire très prononcé.

31. — Le délire est devenu si violent qu'il a fallu attacher le malade. On lui a fait sans résultat une injection de 2 centigrammes de morphine. Le soir il a pris 3 gram. de chloral ; la nuit a été calme.

1er *juin*. — Amélioration sensible.

2. — Le délire n'est pas revenu. Pas d'inégalité des pupilles ; état fébrile peu prononcé ; peu de tremblement alcoolique ; dans la poitrine rien de nouveau.

10. — Le malade tousse moins ; il sort guéri de ses accidents alcooliques.

Le 22 *août* 1875. — Le malade revient dans l'état suivant : fièvre modérée, sueurs nocturnes de temps à autre, appétit assez bon, pas de diarrhée. Localement : matité au sommet droit, submatité à gauche. Dans le tiers supérieur du poumon droit, respiration soufflante, large ; souffle caverneux à l'expiration, prononcé surtout au voisinage des bronches : pas de retentissement caverneux de la toux et de la voix ; quelques râles humides disséminés, mêmes symptômes en avant à un degré moindre. Au sommet gauche respiration rude, expiration prolongée et soufflante, pas de râles (Badigeonnage iode, julep diacode, vin de quinquina).

1er *septembre.* — Tintement métallique dans toute la hauteur du poumon droit, caractère tout à fait argentin du bruit ; voix et toux présentant tout à fait les mêmes caractères ; pas de succussion hippocratique. Tous ces phénomènes se sont produits vers 3 heures de l'après-midi, en même temps qu'il survenait une dyspnée intense.

2. — Même état.

3. — Succussion hippocratique tout à fait à la base.

4. — Le malade est pris d'une hémoptysie très abondante : il remplit 2 crachoirs de sang pur (Potion hémostatique).

5. — L'hémoptysie continue, mais beaucoup plus faible, il n'y a plus que par intervalles des crachats sanglants.

6. — L'hémoptysie est arrêtée. Les symptômes de pneumothorax persistent sans modification.

12 *septembre.* — Pas d'autopsie.

Comme dans les observations précédentes, nous noterons ici l'absence d'antécédents héréditaires, la constitution vigoureuse du sujet, ses habitudes alcooliques révélées par l'accès de delirium tremens survenu durant le cours de la maladie. L'affection semble avoir procédé par poussées granuleuses accompagnées de congestion pulmonaire ; sa marche a été rapide, et la terminaison en a été hâtée par le pneumothorax et l'hémoptysie des derniers jours.

Observation VI

Phthisie pulmonaire acquise consécutive à des excès de boissons et de coït (Communiquée par M. Rendu)

Le nommé Auguste Lén..., âgé de 37 ans, garçon marchand de vins, entré le 6 août 1875 à l'hôpital Beaujon, salle Saint-Louis, n° 26, service de M. Gubler.

Ce malade appartient à une famille saine, sa mère, encore vivante, est âgée de 73 ans, son père est mort à 76 ans, frères et sœurs bien portants. Syphilis antérieure en 1860. Il y a quelques années il a été pris de rhumatisme articulaire, mais depuis il n'a plus éprouvé de douleurs. *Il avoue avoir fait de nombreux excès, surtout des excès vénériens et de boissons alcooliques.*

Sa maladie actuelle a débuté en décembre dernier, à la suite d'un refroidissement ; le malade avait travaillé toute la journée à la cave après avoir été mouillé. Les premiers phénomènes ont consisté en symptômes de bronchite, simple d'abord, mais qui s'est aggravée peu à peu. Depuis quelques mois, état fébrile subcontinu, courbature, douleurs de jambes ; depuis un mois, diarrhée. De plus, il a depuis longtemps de l'inappétence et des vomissements pituiteux.

Les symptômes locaux sont : matité aux deux sommets, occupant à droite la fosse sus-épineuse jusqu'au-dessous de l'épine de l'omoplate, à gauche le tiers supérieur du poumon ; percussion douloureuse à droite quoique la matité soit moins étendue qu'à gauche. A l'auscultation, signes d'induration avec ramollissement du sommet droit : souffle, respiration faible, craquements humides, souffle bronchique à la racine des bronches, retentissement extrême de la toux et de la voix. Au sommet gauche, mêmes signes, plus du souffle caverneux lointain au tiers externe de la fosse sus-épineuse ; retentissement caverneux de la toux. En avant, gargouillement étendu et superficiel.

Foie gros ; intestin ballonné, météorisé, sensible (ulcérations intestinales)? État général mauvais; pouls fréquent, large et mou; chaleur vive. Insomnie; pas de sueurs nocturnes; quelques douleurs arthralgiques des membres inférieurs.

Traitement. — Iodure de potassium, 25 centigr. Bromure de potassium, 1 gr. Lichen. Vin de quinquina.

Aucune amélioration sous l'influence du traitement. Mort le 4 octobre 1875. Pas d'autopsie.

Il y a à signaler dans ce cas l'absence d'antécédents héréditaires, les habitudes alcooliques du sujet, l'âge auquel est apparue la tuberculose; le début par bronchite, la diarrhée, l'absence d'hémoptysies et enfin la marche rapide de la maladie (10 mois de durée).

Observation VII

Tuberculose pulmonaire acquise. — Alcoolisme antérieur
(Communiquée par M. Rendu)

Le nommé Alphonse Mas. ., âgé de 38 ans, employé, entré le 27 octobre 1875 à l'hôpital Beaujon, salle Saint-Louis, n° 19, service de M. Gubler.

Ce malade ne paraît pas appartenir à une famille de phthisiques; bien que la plupart des membres de sa famille soient morts jeunes de maladies aiguës, ils n'ont pas succombé à des affections thoraciques. *Il avoue lui-même avoir fait de nombreux excès alcooliques et surtout des excès d'absinthe.*

Il tousse depuis plus d'un an; il paraît cependant bien constitué, il n'a pas de maigreur considérable, bien qu'il affirme avoir perdu, depuis l'an dernier, 18 livres de son poids. Il a eu des hémoptysies au mois de mai et d'autres très abondantes en juillet : ces hémoptysies ne se sont pas reproduites depuis, cependant ses crachats sont quelquefois striés de sang. Il a une toux fréquente, quinteuse, une expectoration muco-purulente.

Localement, on constate au sommet gauche des signes d'excavations; sous la clavicule, respiration obscure et expiration prolongée, soufflante. La toux a un retentissement caverneux, souffle et gargouillements. En arrière, dans la fosse sus-épineuse, souffle expiratoire à timbre caverneux et râles humides; les mêmes râles se retrouvent à la partie moyenne et inférieure du poumon gauche; à droite, la respiration n'est que rude, sans râles.

Le cœur est gros et bat fortement avec une impulsion exagérée. Prolongement un peu soufflant du premier bruit avec dédoublement très marqué du deuxième bruit, comme s'il y avait un léger degré de rétrécissement mitral avec de l'hypertrophie cardiaque. Pas de palpitations, seulement un peu d'oppression, surtout après les repas. Le foie est assez gros; digestions normales.

Le malade dit avoir eu autrefois des hémorrhoïdes fluentes qui ont déterminé une fissure. Il a été opéré à Lariboisière; depuis les hémorrhoïdes ne sont pas revenues, mais il insiste sur les changements qui se sont produits dans sa santé depuis lors (?).

Les urines sont d'une couleur foncée, hémaphéiques, sans albumine (badigeonnage iodé, julep diacode, huile de foie de morue).

Au bout de quelques jours, la poussée aiguë se calme, la fièvre tombe, et le malade demande sa sortie. Les signes thoraciques sont absolument les mêmes.

Le malade qui fait l'objet de cette observation, nous offre à signaler l'absence d'antécédents héréditaires, l'âge auquel est apparue la phthisie. Cet homme faisait de grands excès d'alcool et surtout d'absinthe; c'est à eux assurément qu'il faut faire remonter la cause de la maladie, et on ne doit prêter, ce nous semble, qu'une médiocre attention à la disparition des hémorrhoïdes, quelque insistance que le malade ait mise sur ce fait. Nous noterons la fréquence et l'abondance des hémoptysies, l'absence d'accidents laryngés et enfin la marche de la maladie, qui, moins rapide dans son évolution que dans les autres cas, en est pourtant arrivée en un an à la période d'excavation.

Observation VIII

Tuberculose pulmonaire acquise. — Alcoolisme (Communiquée par M. Lancereaux).

Le nommé Lev..., âgé de 32 ans, porteur de journaux, entré le 15 juillet 1879 à l'hôpital de la Pitié, salle Sainte-Marthe, n° 19, service de M. Lancereaux.

Le père et la mère de cet homme sont bien portants; lui-même était d'abord brossier, travaillait dans des ateliers bien aérés, avait un logement sain, une bonne nourriture et ne buvait que du vin. En janvier 1879, il se fit porteur de journaux, *et contracta alors des habitudes alcooliques ; il lui arrivait de boire par jour huit à dix petits verres d'eau-de-vie de marc.* En février 1879, il fut pris de bronchite et depuis ce moment il a toujours toussé. Enfin, depuis vingt jours environ, il a des sueurs nocturnes, vomit ses aliments dans les efforts de toux, et sent son état empirer au point que, depuis ce moment, il ne lui est plus possible de travailler. Pas d'hémoptysies.

A son entrée, on constate des craquements secs sous les deux clavicules, surtout à gauche ; en arrière, souffle à gauche, moins fort à droite ; pleurésie sèche à la base gauche.

2 *août.* — Depuis son entrée le malade a le délire toutes les nuits ; il s'agite dans son lit, marmotte entre ses dents ; il délire également le jour quand il s'endort. Sueurs abondantes; on est obligé de le changer de linge plusieurs fois dans les vingt-quatre heures.

7 *août.* — Sept à huit selles dans la journée, le matin le malade est couvert d'une sueur abondante; il a de l'anorexie, il dort peu, voit

des bêtes (rats, serpents, chats) et des gens qui le tourmentent. Il tousse beaucoup.

Le malade meurt en octobre.

Autopsie. — *Poumons* : Adhérences nombreuses et fortes à gauche ; un peu de liquide dans la cavité pleurale. Le poumon gauche est recouvert d'une plèvre épaissie dans sa partie inférieure et dans l'espace interlobaire. Il est dur et ne crépite pas. A la coupe, volumineuses cavités au sommet, plus petites à la partie moyenne. Tout le reste du poumon même la partie inférieure est farcie de granulations et de tractus fibreux assez épais qui parcourent le parenchyme pulmonaire. Le poumon droit présente peu d'adhérences, il crépite dans la partie inférieure ; à la coupe, dans les deux tiers supérieurs granulations tuberculeuses nombreuses et très serrées, ayant la consistance du mastic. Dans le tiers inférieur granulations dures, isolées, entourées d'un tissu injecté, congestionné.

Cœur : De volume normal, le cœur est mou, décoloré et présente dans ses deux cavités des caillots cruoriques. Les *reins* sont légèrement diminués de volume ; la capsule se détache facilement ; à leur surface on trouve un lipome et quelques petits kystes ; leur tissu est décoloré et moins ferme qu'à l'état normal. La *rate* est normale, légèrement diffluente. Le *foie* est très volumineux, légèrement gras. L'*estomac* est un peu dilaté, parsemé de quelques arborisations vasculaires. Rien de particulier à signaler sur l'intestin.

Dans cette observation on remarquera l'absence d'antécédents héréditaires, l'éclosion de la tuberculose au moment où le malade s'est livré à de très forts excès alcooliques, la forme granuleuse de la maladie, sa marche rapide (8 mois de durée) et l'absence d'hémoptysie. Il se pourrait que les tractus fibreux du parenchyme pulmonaire trouvés à l'autopsie, fussent des restes de pneumonie chronique, due à la profession de brossier que le malade exerçait d'abord. Cela expliquerait comment il a suffi d'un temps très court pour que les excès alcooliques aient pu donner naissance à la tuberculose sur un terrain affaibli et préparé déjà par d'autres lésions.

Observation IX

Tuberculose pulmonaire acquise à marche rapide chez un alcoolique (Communiquée par M. Gauchas, interne des hôpitaux).

Le nommé X..., âgé de 33 ans, journalier, entré le 16 avril 1879, salle Saint-Hilaire, n° 15, service de M. Mesnet, à l'hôpital Saint-Antoine.

Homme de 33 ans, habite Paris depuis un an. Parents bien portants. *Nombreux excès alcooliques* (*avoués*), qu'il a pourtant cessés ces derniers temps.

Il y a trois mois il est allé à la consultation de la Pitié pour un malaise et une courbature violente. Il n'a jamais fait de maladies auparavant. C'est seulement depuis trois mois qu'il tousse et perd ses forces, ce qui l'engage à entrer à l'hôpital.

A son entrée, facies rouge, non amaigri ; au premier abord on serait loin de penser à la tuberculose, car cet homme a encore de l'embonpoint ; il était, d'ailleurs, d'une vigoureuse constitution. Mais à l'auscultation, on trouve de la submatité au sommet droit et des craquements fins peu nombreux ; mêmes signes en arrière à la partie interne de la fosse sus-épineuse. Peu de chose du côté gauche, nulle part de signes d'excavation ; crachats déchiquetés, assez abondants ; fièvre, dyspepsie, sueurs nocturnes. Diagnostic : infiltration tuberculeuse au début.

2 *mai*. — L'état général s'est aggravé très rapidement ; le malade a maigri, la fièvre hectique s'est établie peu de jours après son entrée. Il a eu aujourd'hui un violent frisson qui a duré trois quarts d'heure.

10. — Amaigrissement déjà très prononcé ; la fièvre est devenue continue avec exacerbations vespérales ; elle se maintient aux environs de 39° et atteint fréquemment 40° le soir. La voix est enrouée, la toux incessante, produisant depuis quelques jours des vomissements,

des épistaxis. Expectoration très abondante; dyspnée. Du côté de l'appareil digestif anorexie et constipation; douleur de ventre à la pression; peau chaude; pouls fréquent, fort et régulier à 112 pulsations Rien au cœur.

Poumons : En avant et à droite, respiration rude, soufflante, gros craquements humides et matité; pas de souffle caverneux ni de pectoriloquie. A gauche, submatité, respiration soufflante.

En arrière et à droite, matité absolue dans toute la fosse sus-épineuse; gros craquements ressemblant presque à des gargouillements à la suite des secousses de la toux à deux travers de doigt en dedans du bord spinal de l'omoplate, au niveau des grosses bronches. A gauche, submatité jusqu'à l'épine de l'omoplate, respiration soufflante; pas de craquements. La respiration est à peu près normale dans le reste de l'étendue de la poitrine,

20. — Point de côté à droite dans l'aisselle. On entend à ce niveau de gros craquements qui n'existaient pas auparavant. Le malade s'affaiblit de plus en plus; il fait sous lui depuis deux jours. La fièvre est toujours très intense.

30 *mai.* — Dyspnée excessive; sueurs profuses; mort à onze heures du matin.

Autopsie le 31 *mai* 1879. — *Poumons* : Ils sont emphysémateux; le poumon droit est rempli de cavernes dont les plus grosses sont comme un œuf de pignon; il en existe une dans le lobe inférieur; à la coupe, les bronches laissent échapper en abondance un liquide purulent.

Le poumon gauche est infiltré de granulations tuberculeuses, surtout dans le lobe supérieur. Un peu d'emphysème de son lobe inférieur.

Cœur surchargé de graisse, surtout au niveau des sillons des vaisseaux coronaires. Les valvules sont parfaitement souples. *Foie* un peu gras, mais peu si l'on tient compte des habitudes alcooliques du malade. *Reins* : assez volumineux, congestionnés; étoiles veineuses; dégénérescence graisseuse, consistance moindre, le doigt les pénètre facilement. Ça et là quelques points un peu plus jaunâtres. *Intestin* : légères ulcérations au niveau des plaques de Peyer; elles sont peu nombreuses et peu profondes. *Encéphale* : normal ; pas de granulations tuberculeuses ; pas d'adhérence des méninges.

Il importe de noter dans cette observation l'absence d'antécédents héréditaires, les excès alcooliques du malade, la continuité et l'intensité de la fièvre, la marche extrêmement rapide de la maladie, la prompte formation de cavernes et enfin la diarrhée des derniers jours traduisant les ulcérations de l'intestin à leur début. La forme anatomique de la tuberculose a été celle de la phthisie granuleuse.

Observation X

Alcoolisme chronique. — Erythème marginé. — Tuberculose pulmonaire. (Personnelle).

Le nommé Chap... Eloi, âgé de 50 ans, corroyeur, entré le 17 juillet 1880 à l'hôpital Tenon, salle Gérando, n° 12, service de M. Rendu.

Cet homme n'a pas d'antécédents tuberculeux dans sa famille ; à 28 ans il a été atteint de rhumatisme articulaire subaigu aux genoux et aux pieds. Il y a dix-huit mois il a eu une pleurésie droite qui a duré environ deux mois (vésicatoires). Depuis deux mois sa voix s'est affaiblie à la suite d'un refroidissement et depuis six semaines il éprouve des crampes d'estomac et des vomissements fréquents, survenant surtout une demi-heure après les repas. *Depuis longtemps il s'adonne avec excès aux boissons alcooliques* ; il ne fait nulle difficulté pour l'avouer.

Il n'a jamais eu de fourmillements dans les pieds, mais depuis quinze jours il ressent des douleurs vagues dans les jambes et une gêne notable de la marche, au point qu'il monte difficilement sur le trottoir en raison de la difficulté qu'il éprouve pour lever le pied.

Il a été affecté à la même époque d'une éruption spéciale aux jambes d'abord et ensuite sur les genoux et sur les cuisses.

A son entrée on constate une pâleur générale des téguments, la force musculaire est affaiblie; la constitution est médiocre. Lorsque les mains sont à plat sur le lit, pas le moindre tremblement, dès qu'elles sont étendues, elles sont animées d'un tremblement vertical; de même lorsque le malade porte un verre à sa bouche, les mains, principalement la droite, sont animées d'un léger tremblement. Tremblement des lèvres et de la langue : parole lente, un peu hésitante. Pas d'inégalité des pupilles.

Sur les régions fessières et sur les deux membres abdominaux, on constate un érythème caractérisé par des circonférences de grandeurs diverses, à bords nettement limités, ayant un centre de peau normale. Les parties qui sont atteintes de cet érythème sont hypéresthésiées, le malade dit même y ressentir de la douleur. Pas de troubles de la marche. De plus le malade est porteur d'une fistule anale à la région coccygienne.

Diagnostic. — Alcoolisme chronique. Erythème marginé.

Traitement. —Régime lacté partiel, vésicatoire volant à l'épigastre, magnésie calcinée et bicarbonate de soude.

20 *juillet.* — Le malade ne dort presque pas : le tremblement est le même. Pas de diarrhée. Rien dans les organes. Foie un peu petit peut-être. Marche toujours normale (potion avec un gramme de chloral).

23. — Le tremblement des doigts a presque entièrement disparu. Le malade ne cause plus ; de gai et communicatif qu'il était, il est devenu sérieux et taciturne : il dort presque constamment, il mange peu (on supprime le chloral).

24. — L'éruption érythémateuse a disparu sans laisser de traces. Le malade est un peu moins assoupi. Le tremblement a disparu tant aux mains qu'à la langue.

30. — Voix éraillée, presque éteinte : le malade est oppressé ; il a le facies rouge, de l'anorexie. L'auscultation des poumons fait constater de l'obscurité de la respiration dans les deux tiers supérieurs

des deux poumons, mais sans râles. Depuis cinq à six jours diarrhée continuelle (sous-nitrate de bismuth, 4 gr.).

31. — Fièvre intense. Pouls, 108. Insomnie. Langue rosée avec tremblement prononcé. Pas de céphalalgie. Abdomen ballonné sans taches et sans gargouillement : la diarrhée continue. Rate peu volumineuse. Respiration rude; souffle systolique léger à la pointe du cœur. Le tremblement des mains est plus prononcé que ces jours derniers.

8 *août*. — La laryngite persiste : le malade est très agité ; la diarrhée continue malgré la médication. En arrière au sommet du poumon gauche quelques craquements secs (Tub.).

11. — Le malade est toujours dans un grand état d'agitation ; il a une fièvre intense ; une diarrhée continuelle. En arrière au sommet gauche respiration légèrement soufflante et quelques craquements humides après les efforts de toux (lavement amidonné laudanisé. Julep morphiné).

14. — L'état est toujours le même, la fièvre aussi forte. En arrière on perçoit un souffle diffus au sommet gauche. De temps à autre vomissements alimentaires (sulfate de quinine le soir. Cautère au sommet gauche).

24. — Râles humides nombreux à gauche ; respiration soufflante. La diarrhée est moins forte.

26. — Les râles sont moins nombreux ; la respiration moins rude.

2 *septembre*. — Anorexie complète; dégoût des aliments; perte des forces; amaigrissement très prononcé. Voix presque entièrement éteinte. Fièvre toujours intense.

26 *septembre*. — Diarrhée incoercible depuis un mois, le malade fait dans son lit ; il ne peut presque plus se lever. Nombreux gargouillements au sommet gauche.

Mort le 29 septembre.

Autopsie. — Les deux *poumons* sont infiltrés dans leur presque totalité de tubercules gris cendrés, du volume d'une grosse tête d'épingle. En certains endroits, ils sont agglomérés de manière à former des îlots du volume d'une pièce de vingt centimes. Au sommet gauche on trouve deux cavernes. Pas d'adhésions pleurales. *Cœur* : normal; léger athérome des valvules. Le *foie* est peu volumineux, il est infiltré de graisse, mais présente en même temps les lésions de la cirrhose. *Péritoine* : çà et là quelques points troubles, opaques, purulents. Sur le bord libre de l'*intestin* : nombreuses ulcérations tuberculeuses. *Cerveau* : méninges congestionnées et présentant, principalement à la face convexe, des points blancs troubles. Rien dans l'encéphale, si ce n'est un léger épanchement ventriculaire.

L'alcoolisme montre bien dans ce cas son influence sur la genèse et la marche de la tuberculose. Ce malade est arrivé à un âge où la phthisie devient relativement rare, où elle se localise volontiers où elle marche lentement et avec des phénomènes peu bruyants; et nous la voyons, au contraire, envahir la presque totalité des poumons, l'intestin, et évoluer avec une extrême rapidité en s'accompagnant de fièvre intense et de diarrhée incoercible. On peut rapprocher de cette observation le cas suivant auquel les mêmes remarques sont applicables en grande partie.

Observation XI

Tuberculose pulmonaire acquise. — Alcoolisme. — Marche rapide de la tuberculose (personnelle).

Le nommé Sur..., François, âgé de 51 ans, maçon, entré le 19 juin 1880, à l'hôpital Tenon, salle Géraudo, n° 19, service de M. Rendu.

Cet homme n'a pas d'antécédents tuberculeux dans sa famille; sa mère vit encore. Il habite Paris depuis longtemps. Avant le mois de septembre dernier il n'avait jamais été malade. *Il avoue s'adonner avec excès aux boissons alcooliques.* Le 1er septembre 1879 il a été atteint d'une pleurésie gauche, dont il a été soigne à Lariboisière service de M. Millard. On lui a fait une ponction qui aurait donné cinq litres de liquide. Il a fait un séjour de trois mois à Lariboisière, et depuis sa sortie il a toujours été oppressé, faible, et n'a pas pu reprendre son travail d'une façon suivie.

Il y a environ trois semaines, il a été pris en travaillant d'un crachement de sang très abondant ; ses forces ont encore diminué, il s'est mis à maigrir considérablement ; il n'a pas eu de sueurs nocturnes.

A son entrée, le malade est oppressé, mais il n'a pas de fièvre, le pouls est normal. Il a encore assez d'embonpoint et paraît avoir été de constitution vigoureuse. Tremblement des doigts et des lèvres. Aux poumons : submatité en avant et à droite sous la clavicule ; en arrière submatité aussi et douleur à la percussion. A l'auscultation, on entend en avant et à gauche une respiration rude avec quelques râles au sommet ; à droite, craquements humides nombreux. En arrière, respiration soufflante et craquements à droite, mais moins nombreux qu'en avant. A gauche, respiration rude et râles à l'expiration dans toute la hauteur du poumon.

24 *juin*. — Le malade est en proie à un accès de dyspnée, il a de la fièvre, l'état pulmonaire est le même (deux pilules d'iodoforme).

9 *juillet*. — Pas d'amélioration. Le malade tousse beaucoup (julep morphiné, trois pilules d'iodoforme).

21 *juillet*. — La fièvre a continué jusqu'à ce jour avec des exacerbations vespérales ; l'état pulmonaire s'est accentué : râles humides nombreux dans les deux poumons surtout à droite. Hier il a rejeté des crachats sanglants épais, semblables à des crachats d'apoplexie pulmonaire. Ce matin il a une épistaxis très abondante ; il a perdu environ un litre de sang, et il a fallu lui tamponner les narines avec de la charpie. Il est oppressé et tousse beaucoup.

Il existe, en outre de l'œdème des membres inférieurs remontant jusqu'aux genoux : de plus, on trouve disséminés sur tout le corps une grande quantité de petits points hémorrhagiques ; il y en a sur le prépuce et jusque sur la langue, il n'y a pas d'extravasation sanguine en foyer (limonade sulfurique, potion avec ergotine et acide gallique).

22. — L'épistaxis a duré jusqu'à quatre heures du soir environ mais peu abondante ; depuis ce moment elle a cessé tout à fait, le pointillé hémorrhagique n'a pas augmenté (même traitement).

23. — Les taches purpuriques commencent à s'effacer et il ne s'en est pas produit de nouvelles. L'épistaxis n'a pas reparu; on enlève les tampons de charpie placés à l'entrée des narines (continuation du même traitement).

24. — Nouvelle éruption de taches hémorrhagiques sur la partie externe des deux pieds à leur face dorsale et sur les malléoles externes. L'état général n'est pas très affaibli.

27. — Crachats sanglants, abondants. Le malade a de la fièvre et de la diarrhée.

29. — Les taches disparaissent; encore quelques crachats sanglants; la diarrhée continue (potion avec diascordium et bismuth, quatre pilules extrait thébaïque).

30. — Diarrhée moins forte. Crachats sanguinolents. Aux poumons on constate à droite du souffle caverneux et des gargouillements, mêmes phénomènes à gauche, moins accentués (même traitement).

31. — Un peu de dyspnée; crachats à peine teintés de sang; diarrhée presque passée.

3 *août*. — Plus de crachats hémoptoïques. Respiration plus facile.

10. — Œdème considérable des membres inférieurs; l'état général s'aggrave; le malade a de la diarrhée, une fièvre intense, de l'oppression; il est souvent obligé de passer une partie de la nuit dans un fauteuil.

20. — L'œdème des membres a diminué un peu; le malade crache moins. L'état local pulmonaire est toujours le même.

24. — Œdème moins considérable, toux un peu moins fréquente, toujours de la diarrhée.

1er *septembre*. — Même état.

10. — Le malade s'affaiblit; diarrhée incoercible, fièvre très forte. Les symptômes pulmonaires donnent les signes de cavernes aux deux

sommets et une infiltration uniforme des poumons. L'œdème des membres n'a pas augmenté.

15. — Depuis deux jours, affaiblissement extrême, dyspnée très forte ; collapsus.

16. — Mort hier dans l'après midi. Pas d'autopsie.

Observation XII

Tuberculose pulmonaire acquise. Habitudes alcooliques. Marche rapide de la tuberculose (Communiquée par M. le Dr Rendu).

Le nommé Duv..., âgé de 28 ans, fort de la halle, entré le 18 janvier 1870 à l'hôpital Saint-Antoine, salle Saint-Lazare, n° 11.

Cet homme exceptionnellement vigoureux, mais menant une hygiène détestable, *et buvant de grandes quantités d'alcool*, n'a pas dans sa famille d'antécédents tuberculeux. Il a eu autrefois la syphilis, mais à part cela sa santé a été excellente jusqu'en novembre 1869. A cette époque il a été pris de rhume, et depuis il a toussé et n'a cessé d'avoir de l'oppression. Il était tourmenté par des quintes de toux opiniâtre pendant la nuit ; bien que n'ayant jamais craché de sang, il a tous les soirs de la fièvre, des bouffées de chaleur, des sueurs abondantes et il assure avoir notablement maigri.

A son arrivée, c'est encore un homme vigoureux, à larges épaules; sa figure est pleine, mais ses traits sont fatigués. Il a une fièvre qui le mine; pouls à 120 pulsations : respiration haute; toux sèche, douloureuse, retentissant à la base de la poitrine.

A la percussion on ne peut reconnaître aucune différence de son en arrière et des deux côtés. A l'auscultation, les bruits pulmonaires sont normaux, la respiration est peut-être un peu faible. A la base du poumon et en arrière, quelques râles sibilants ; le seul signe qui indique une induration, est la persistance des battements du cœur et leur transmission à travers les parois de la poitrine. Les bruits cardiaques sont du reste normaux.

Malgré ces signes négatifs, on diagnostique un début de phthisie qui marche rapidement en raison de l'intensité de la fièvre et de la toux (sirop de thérébentine; julep diacodé).

Les jours suivants, la toux devient moins fréquente et plus grasse ; les crachats, nuls d'abord, sont muco-purulents, sans caractère. Il revient tous les soirs dans l'après-midi un frisson et un accès de fièvre : l'appétit est toujours languissant. (vésicatoire aux sommets ; badigeonnages iodés).

22 *janvier.* — On commence à percevoir quelques craquements au sommet droit.

31 *janvier.* — On constate l'existence de craquements à gauche ; la fièvre est constante (110 pulsations), l'amaigrissement rapide ; la toux persiste très fréquente et amène des vomissements : la faiblesse est très grande. (sirop de térébenthine ; vin de quinquina ; potion avec 0 gr. 05 de tartre stibié).

5 *février.* — Craquements en avant et à droite. Bruit de souffle cardiaque systolique (anémique) ?

Dans la première quinzaine de mars, les accidents s'enrayent ; sous l'influence de l'huile de foie de morue et du sirop de térébenthine une amélioration notable se produit. Le malade demande à sortir le 18 mars : mais quelques semaines plus tard il revient plus malade dans un autre service de l'hôpital Saint-Antoine, où il meurt dans les premiers jours de mai avec des signes de cavernes pulmonaires.

Il y a à signaler dans cette observation l'absence d'antécédents tuberculeux, la constitution vigoureuse de ce malade, ses habitudes de mauvaise hygiène et surtout ses excès alcooliques. Il faut noter, en outre, la toux sèche et persistante et la dyspnée du début, et la marche rapide de la tuberculose pulmonaire qui n'a mis que six mois à accomplir toutes ses phases.

Observation XIII

Tuberculose pulmononaire acquise. Alcoolisme (Communiquée par M. le Dr Barié chef de Clinique).

Le nommé T..., Alphonse, âgé de 38 ans, menuisier, entré le 27 novembre 1879 à l'hôpital Necker, service de Clinique de M. le professeur Potain.

Cet homme n'a pas d'antécédents morbides personnels ni héréditaires. Soldat pendant quatre ans, il a été surtout en Algérie où il a contracté des habitudes d'alcoolisme. *Plusieurs fois par jour il prenait de l'absinthe, et faisait en outre abus de l'eau-de-vie.* De retour en France depuis huit ans, il a continué ses habitudes alcooliques. Depuis un an environ, il a maigri, perdu ses forces ; l'appétit a diminué considérablement ; dyspepsie presque constante, vomissements glaireux le matin au réveil. Depuis la même époque le malade a eu assez fréquemment de la diarrhée. Il ne tousse pas et ne se présente à l'hôpital que pour ses troubles digestifs et son amaigrissement qui augmente de jour en jour.

A son entrée on constate les signes d'une gastrite chronique fort nets : inappétence, gastralgie après le repas, tympanite stomacale. Le foie semble normal ; le cœur n'est pas lésé ; l'encéphale a été peu touché par l'alcoolisme, le malade dort assez bien, pas de rêves ni d'hallucinations. Pouls fréquent, à 110 pulsations par minute.

A l'examen des poumons on constate : 1° submatité en arrière dans la fosse sus-épineuse droite ; craquements humides dans les deux temps de la respiration ; léger retentissement la voix. En avant et à droite on retrouve les mêmes signes, mais très atténués. La respiration est régulière et absolument normale dans le poumon gauche. Pas d'expectoration. Le malade n'a jamais eu d'hémoptysie.

Traitement. — Vésicatoire dans la fosse sus-épineuse droite. Huile de foie de morue. Potion opiacée.

Pendant les trois semaines que cet homme passa à l'hôpital, les signes d'auscultation furent les mêmes, et lorsqu'il quitta la salle Saint-Luc, les signes de tuberculose du sommet droit persistaient avec la même netteté.

Dans une leçon clinique qu'il fit au sujet de ce malade, M. le professeur Potain se demanda si, en l'absence complète de tout antécédent héréditaire, l'alcool n'avait pas provoqué chez cet homme l'éclosion de la tuberculose. Celle-ci paraît, en effet, avoir débuté par les voies digestives, et, comme il arrive en pareil cas, la marche de la maladie a été rapide.

ÉTIOLOGIE ET PATHOGÉNIE

Quelle que soit l'idée que l'on se fasse du tubercule, qu'on le considère comme la conséquence d'une manière d'être de l'ensemble organique, ou comme le résultat d'un vice de la nutrition ; qu'on en fasse un produit spécial, toujours identique à lui-même, ou qu'on lui trouve avec les produits d'autres maladies générales de grandes ressemblances, il lui faut pour naître et se développer un terrain favorable et des circonstances propices. Tantôt ces conditions se trouvent réalisées par la transmission héréditaire, tantôt au contraire par la situation, les habitudes, l'état particulier des individus. Parmi ces dernières conditions, les habitudes alcooliques sont une de celles qui ont le plus de puissance pour amener la tuberculose. La plupart des auteurs, nous l'avons dit, sont d'accord aujourd'hui sur ce point.

Un des derniers adversaires de cette opinion, M. le professeur Leudet de Rouen, a avancé, au *Congrès Médical de Lyon* de 1864, que sur 121 alcooliques, 20 seulement étaient tuberculeux, et que ces 20 étaient les seuls alcooliques sur 600 phthisiques soumis à son examen. Les statistiques, en ce qui concerne les maladies générales surtout, sont toujours un peu élastiques et l'on ne peut souvent qu'en tirer des déductions peu précises. Il serait nécessaire de les établir dans des limites rigoureusement définies, sur des cas toujours identiques, chose à peu près impossible en médecine. Mais même en prenant les faits tels que les donne M. Leudet, nous ferons remarquer que la proportion de 20 tuberculeux sur 121 alcooliques, soit 1/6, n'est pas déjà si minime. D'un autre côté, si l'on fait entrer en ligne de compte les femmes, les enfants, les phthisiques héréditaires, etc..., en un mot les individus qui n'ont pas été soumis à l'influence de l'alcool, il est incontestable que la proportion des tuberculeux alcooliques aux tuberculeux en général deviendra très faible.

Il faudrait donc, à notre avis, resserrer les termes du problème et n'établir de statistique que sur les alcooliques en général ou sur une certaine classe de tuberculeux. Si nous comparons les chiffres de M. Leudet avec ceux que nous fournissent la statistique des hôpitaux anglais, qui ne porte que sur les hommes à partir de l'âge de 20 ans, il est facile de voir qu'ils sont trop faibles. Nous trouvons, en effet, dans *Saint-Georges Hospital Reports*, le relevé des cas de phthisies traités pendant les années 1877, 1878 et 1879. Ils s'élèvent au chiffre de 184 pour les trois années, dont 82 femmes et 102 hommes. Les quantités journalières d'alcool, consommées par les hommes au-dessus de vingt ans, se sont réparties comme suit pour 78 cas, dans lesquels on a pu obtenir des renseignements :

Age	Nombre de cas	Quantité de boissons journalières.
21 ans	1	2 pintes de bière.
23 —	1	Fréquents excès.
»	1	Bière à volonté trois jours de la semaine.
24 —	1	2 pintes de bière.
»	1	3 pintes de bière et fréquents excès.
»	1	2-3 pintes de bière.

Age	Nombre de cas	Quantité de boissons journalières.
25 —	1	2 pintes de bière et un verre de wiskey.
»	1	Se définit lui-même d'habitude un franc buveur.
26 —	1	Une pinte et demie de bière et des excès.
27 —	1	4-6 pintes de bière et 2 verres de wiskey.
28 —	1	3-4 pintes de bière et 1 verre de wiskey.
29 —	1	4 pintes de bière.
»	1	1 pinte de bière et 2 verres de wiskey.
»	1	2 pintes de bière et des excès.
»	2	4 pintes de bière.
30 —	1	4-5 pintes de bière.
31 —	2	Énormément de bière.
»	1	12-14 pintes de bière et une quantité variable de rhum.
32 —	2	4 pintes de bière.
32 —	1	3 pintes de bière.
»	1	4 pintes de bière, 2 verres de wiskey et excès.
33 —	1	6 pintes de bière et 2 à 3 verres de gin.
»	1	Buveur endurci.
»	1	3 pintes de bière.
»	1	Un gallon de bière (quatre litres et demi).
34 —	1	4 pintes de bière.
»	1	3 verres de wiskey.
»	1	4 pintes de bière et 3 verres de wiskey.
35 —	1	2 pintes de bière et 1 verre d'eau-de-vie.
36 —	1	6 pintes de bière.
»	1	Gris trois nuits par semaine.
»	1	Boit modérément de la bière.
37 —	1	2-3 pintes de bière.
38 —	1	3 pintes de bière.
»	1	5 pintes de bière et des excès.
»	1	3 verres de gin.
»	1	4-6 pintes de bière et des excès en bonne santé.
39 —	1	5 pintes de bière.
»	1	4 pintes de bière et un verre d'eau-de-vie.
»	1	Une bouteille de Bordeaux.
»	1	Buveur immodéré.
»	1	4 pintes de bière et beaucoup d'eau-de-vie.
»	1	8-10 pintes de bière et de fréquents excès.
40 —	1	3 pintes de bière.

Age	Nombre de cas	Quantité de boissons journalières.
»	1	4 pintes de bière et des excès.
»	1	4 pintes de bière et du rhum à l'occasion.
»	1	4-6 pintes de bière.
41 —	1	7 pintes de bière et 7 verres d'eau-de-vie.
42 —	1	8 pintes de bière.
»	1	4 pintes de bière et des excès.
»	1	Buveur modéré.
43 —	1	4 pintes de bière.
43 —	1	5 pintes de bière.
»	1	5-6 pintes de bière et des excès.
»	1	Buveur modéré.
44 —	1	3-4 pintes de bière et 2 verres d'eau-de-vie.
»	1	4-5 pintes de bière et eau-de-vie à l'occasion.
45 —	1	1 pinte de bière, 6 verres d'eau-de-vie et excès.
»	1	1 1/2 pinte de bière et 2 verres de wiskey.
»	1	Immense quantité de wiskey.
47 —	1	4-5 pintes de bière.
»	1	3-4 pintes de bière et de fréquents excès.
50 —	1	10-12 pintes de bière et 3-4 verres d'eau-de-vie.
»	1	2-4 pintes de bière.
53 —	1	1-2 pintes de bière et 1 pinte de xérès.
54 —	1	3-4 pintes de bière et 1-12 verres de rhum.
55 —	1	3 pintes de bière.
55 —	1	5 pintes de bière.
57 —	1	2-3 pintes de bière.
»	1	3 pintes de bière, 2 verres de wiskey et excès.
»	1	Se définit lui-même d'habitude un franc buveur.
»	1	3-4 pintes de bière, 2 verres d'eau-de-vie et excès.
60 —	1	2-3 pintes de bière.
64 —	1	2 pintes de bière.
»	1	3 pintes de bière.

Si l'on compte comme adonnés aux boissons alcooliques les individus qui buvaient plus de trois litres de bière par jour, ceux qui, buvant moins de bière, prenaient en même temps plus de deux verres de wiskey, et ceux qui sont notés comme faisant des excès, la statistique précédente nous montre, que sur un total de 184 phthisiques, hommes ou femmes, 32, soit 17,38 0/0 avaient des habitudes alcooliques ; que sur un total de 102 hommes la proportion atteint 31,37 0/0, soit guère moins d'un tiers. Et encore sont compris dans ce nombre les 24 hommes au-dessus de 20 ans, sur lesquels on n'a pas pu obtenir de renseignements. Si maintenant nous considérons l'âge des individus, il est facile de voir que pour chaque période de 10 ans les proportions du nombre des buveurs au nombre des malades sont les suivantes : de 20 à 30 ans 6/16, de 30 à 40 ans 13/28, de 40 à 50, 8/19, et de 50 à 60, 5/10.

Nous ne voulons assurément pas conclure de cette statistique que l'alcoolisme a produit la tuberculose dans tous les cas où il est noté ; nous avons voulu seulement la mettre en regard des chiffres de M. Leudet, et démontrer, en outre, que ce n'est pas, dans l'étude étiologique d'une maladie, un facteur à dédaigner, que celui qui se montre 32 fois sur 184 cas, ou plutôt sur 102 en ne comptant que les hommes.

Mais quel que soit le résultat que donnent les statistiques, il faut toujours leur préférer les faits. Que l'alcoolisme ait une influence marquée sur la production de la tuberculose, c'est ce qui ressort de l'analyse de nos observations. Presque tous les malades qui en font le sujet sont des individus non entachés de diathèse héréditaire, tous ont été d'une constitution vigoureuse, adonnés avec excès aux boissons alcooliques, la plupart livrés à de rudes travaux. Chez eux, la phthisie ne s'est déclarée qu'à un âge relativement avancé, c'est-à-dire au moment où l'organisme a été placé par l'intoxication alcoolique dans des conditions favorables à son développement. Et si dans quelques cas, l'action de l'alcoolisme a été aidée par d'autres circonstances, le plus souvent, l'étiologie paraît très nette. La déduction nous semble donc logique.

Si les excès alcooliques peuvent créer la tuberculose de toutes pièces, à plus forte raison l'on comprendra qu'ils puissent jouer le rôle de cause déterminante, lorsque le terrain est préparé déjà par l'hérédité. Les observations suivantes portent sur ce point leur enseignement.

Observation XIV

Alcoolisme chronique. Tuberculose pulmonaire (personnelle).

Le nommé Lab..., Prosper, âgé de 40 ans, cuisinier, entré le 16 octobre 1880 à l'hôpital de la Pitié, salle Saint-Athanase, service de M. Dumontpallier.

La mère de cet homme, âgée de 72 ans, est encore vivante. Son père est mort à l'âge de 51 ans, après une maladie de sept mois ; il toussait, avait eu des crachements de sang répétés, et était devenu excessivement maigre. Le malade a encore sept frères et sœurs bien portants ; ses sœurs aînées ont 42, 46 et 48 ans.

Dans son enfance jamais de signes de scrofule ; sa santé a toujours été excellente jusqu'au mois de mars 1880. Pourtant il y a 3 ans, à la suite d'un refroidissement il aurait toussé pendant huit jours, mais sans cesser son travail et depuis il ne se serait plus ressenti de rien.

Au mois de mars 1880, il s'est remis à tousser, ses crachats ont été striés de filets de sang, et il est entré à l'Hôtel-Dieu (service de M. Germain Sée) où il a été soigné pendant deux mois pour une bronchite tuberculeuse. A sa sortie, il a repris son travail, mais il continuait à tousser. Au mois d'octobre, la toux s'est accentuée, il a eu des crachements de sang abondants pendant dix-sept jours. Il s'est décidé alors à revenir à l'hôpital.

Cet homme, à son dire, a été très vigoureux ; depuis un an, il a commencé à maigrir. Il n'a jamais eu de sueurs nocturnes ni de diarrhée. Cuisinier de son état, il *buvait environ trois litres de vin rouge par jour ; de plus, il prenait du vin blanc le matin à jeun et du bitter ou de l'absinthe avant le déjeûner et avant le dîner.*

Depuis longtemps il a des pituites, il dort mal, a des cauchemars, rêve de précipices, de bêtes féroces qui viennent le dévorer.

Actuellement, *janvier* 1881. — Facies cachectique, amaigrissement prononcé, quoique les membres aient encore un certain volume, ongles légèrement hippocratiques. Tremblement des mains et de la langue. Celle-ci n'est pas saburrale, l'appétit est encore conservé, mais les digestions sont difficiles. Pas de diarrhée.

La voix est légèrement enrouée ; le malade est oppressé ; toux quinteuse, fatigante ; crachats épais, abondants, puriformes.

Localement : En arrière, submatité et diminution de l'élasticité dans les deux tiers supérieurs des deux poumons. A l'auscultation, on entend une respiration rude, soufflante, sans timbre caverneux aux deux sommets : craquements humides, plus abondants à gauche ; aux deux bases gros râles humides. En avant, la percussion donne une tonalité moins aiguë qu'en arrière ; sous la clavicule gauche respiration légèrement soufflante ; craquements aux deux sommets, plus abondants à gauche.

Le foie déborde les fausses côtes de deux travers de doigts, la pression y est assez douloureuse. Cœur normal ; la rate n'est pas augmentée de volume ; pas d'ascite, mais œdème des jambes.

Il est plus que vraisemblable que le père de ce malade a succombé à la phthisie, mais il est à remarquer que la maladie n'a débuté ici qu'à 39 ans, c'est-à-dire après l'âge auquel se développe d'ordinaire la tuberculose héréditaire ; que cet homme a des frères et des sœurs plus âgés que lui et qui tous sont en bonne santé. On peut donc, avec juste raison, regarder dans ce cas les excès alcooliques comme la cause déterminante de la phthisie chez un individu prédisposé, mais qui sans eux aurait pu échapper à la diathèse.

Observation XV

Tuberculose pulmonaire. — Alcoolisme (Personnelle).

Le nommé Per..., Charles, âgé de 38 ans, ferblantier, entré le 8 décembre 1880 à l'hôpital Tenon, salle Gérando, n° 21, service de M. Rendu.

Le père de ce malade est mort à l'âge de cinquante et un ans, d'une affection pulmonaire qui a duré quinze jours. Sa mère est encore vivante et a eu vingt-cinq enfants. De ces enfants, trois seulement ont atteint l'âge adulte, tous les autres sont morts en bas âge; des trois premiers, un frère et une sœur sont morts poitrinaires après avoir fait des excès, l'une à l'âge de 24 ans, et l'autre à 27 ans.

Le malade lui-même avoue *s'être adonné depuis l'âge de 28 ans aux boissons alcooliques, au bitter en particulier ;* et il ne lui faut plus qu'une dose relativement faible d'alcool pour se griser. Il a des pituites le matin à jeun, son sommeil est troublé par des cauchemars fréquents; il voit des chiens, des bêtes qui l'attaquent.

Dans son enfance cet homme a eu des accidents scrofuleux, ganglions du cou tuméfiés, maux d'yeux. A quatorze ans il a été atteint d'une pleurésie dont il a été très bien guéri. Il était pourtant d'une forte constitution ; il n'a jamais toussé.

Il y a deux ans il a été pris d'une hémoptysie qui a duré une quinzaine de jours avec des intermittences ; il n'a pas toussé à la suite, il s'est alors pendant quelque temps un peu moins adonné à la boisson ; mais il ne tarda pas à reprendre sa funeste habitude.

Il y a cinq mois environ, il s'est mis à maigrir, à tousser; ses forces ont décliné rapidement; il s'est vu forcé d'interrompre son travail de temps à autre, mais il ne l'a cessé entièrement que depuis deux mois et demi. Depuis un mois il est très oppressé, la toux est plus fréquente; de temps à autre il a un peu de diarrhée, mais sans qu'il en soit beaucoup incommodé. Depuis huit jours seulement transpirations nocturnes. Cet homme ne s'est pourtant décidé à entrer à l'hôpital qu'à la dernière heure.

A son entrée, le malade arrive dans un état d'anhélation extrême; on est obligé de lui faire immédiatement une piqûre de morphine. Facies cachectique; amaigrissement très prononcé; ongles hippocratiques.

Localement : La percussion donne en arrière un léger bruit de pot fêlé au sommet du poumon droit: à gauche submatité. A l'auscultation, on constate une large caverne à droite, occupant presque toute la fosse sous-épineuse : souffle caverneux, tintement métallique, gargouillements. Dans le reste du poumon, gros râles humides et quelques râles sibilants. A gauche gargouillements au sommet et craquements humides dans les deux tiers supérieurs du poumon. En avant et des deux côtés râles cavernuleux et sibilants.

Toux fréquente; expectoration abondante, crachats épais, purulents. Langue saburrale, pas de diarrhée; voix presque éteinte. Fièvre intense. T. A.=39° (lait, julep morphiné; piqûre de morphine).

9. — L'oppression est moins forte, la parole plus facile; le malade est toujours obligé d'être assis dans son lit, le décubitus étant impossible. Mêmes signes sthéthoscopiques. T. A.=38°. Soir. T. A.=38° (même traitement).

10. — Oppression extrême; cyanose de la face. T. A.=38°,5. Soir. T. A.=37°,2 (piqûre d'éther).

11. — Même état. T. A.=36°,4.

12. — Mort à cinq heures du soir avec les symptômes de l'asphyxie progressive.

On remarquera que cet homme, dont un frère et une sœur sont morts phthisiques, qui a été lui-même atteint d'accidents scrofuleux dans son enfance, est arrivé jusqu'à l'âge de 36 ans sans ressentir les effets de la tuberculose. Celle-ci n'a fait franchement son évolution qu'à 38 ans, c'est-à-dire à un âge où le malade pouvait espérer y échapper, si ses excès alcooliques n'étaient venus encore affaiblir un organisme déjà entaché. Nous signalerons en passant l'espace de temps assez long écoulé entre l'hémoptysie du début et l'apparition des autres symptômes, et la marche rapide de la maladie quand elle a été confirmée.

Observation XVI

Tuberculose pulmonaire. — Alcoolisme (Communiquée par M. Havage, interne des hôpitaux).

Le nommé P..., Ollivier, âgé de 20 ans, serrurier, entré le 27 avril 1879 à l'hôpital Laënnec (Temporaire), salle Sainte-Julie, n° 9, service de M. Grancher.

Le père de ce malade est mort de la poitrine, la mère de maladie indéterminée. Il a un frère et une sœur en bonne santé. Il n'a pas eu de scrofule dans son enfance et n'a pas fait de maladies graves. Il a fait, il y a deux ans, *des excès de boissons* qui ont occasionné des vomissements ; il a encore maintenant du tremblement des mains. Pas de syphilis.

Pris de bronchite il y a trois mois, il a continué de travailler ; depuis trois semaines il tousse davantage, il n'a jamais eu d'hémoptysie et il crache fort peu. Il n'a pas maigri, mais a perdu ses forces, depuis trois semaines, sa voix s'est enrouée au même moment.

Pas de fièvre vespérale; sommeil généralement bon, mais interrompu de temps à autre par des quintes de toux sèche ; le malade se réveille souvent couvert de sueurs. L'appétit est bon et les digestions faciles. Pas de diarrhée.

Etat actuel. — Poids du malade, 100 livres. Aux poumons, à droite et en avant, submatité, souffle amphorique, pectoriloquie ; quelques gros râles caverneux retentissants (vaste caverne). A gauche et en avant, sonorité normale, inspiration rude et expiration soufflante ; pas de râles. En arrière et à droite, souffle dans la fosse sus-épineuse, râles muqueux aux mêmes points et dans la partie moyenne du poumon. En arrière et à gauche, râles muqueux disséminés au sommet et à la partie interne des fosses sus et sous-épineuses. Inspiration rude dans les deux tiers inférieurs, respiration normale.

Rien au cœur (julep diacode, huile de foie de morue créosotée).

26 *mai.* — Le malade sort un peu amélioré.

Nous voyons dans ce cas la tuberculose suivre de près les excès alcooliques, et arriver en très peu de temps à la formation d'une vaste caverne. Toutefois, les allures de l'affection se rapprochent davantage de celles de la phthisie héréditaire ; nous voyons, en effet, des lésions considérables ne donner lieu qu'à des phénomènes généraux peu intenses, contrairement à ce que nous avons pu constater jusqu'ici.

Il nous paraît donc incontestable que l'alcoolisme peut donner naissance à la tuberculose et provoquer son apparition chez les individus diathésiques. Mais nous pouvons nous demander par quel mécanisme il la produit ; n'est-il pas nécessaire que l'individu se trouve dans des conditions spéciales ? La nature de la boisson n'a-t-elle pas aussi sa part d'influence sur la genèse de l'affection ? Pour essayer de résoudre ces questions, il est nécessaire de rappeler brièvement les effets pathologiques de l'alcool sur les organes de la nutrition et de la respiration.

1° *Sang.* — Les altérations consistent dans un état graisseux de ce liquide (1), et dans des déformations et un certain ratatinement des globules sanguins qui perdraient une partie de leur matière colorante. On a signalé aussi une diminution de la masse totale du sang et de la fibrine et une augmentation des globules blancs. Suivant Duméril et Pouchet (*Gazette hebdomadaire*, 1862), ces altérations pourraient se développer assez rapidement pour amener un état de cachexie auquel ils ont donné le nom d'anémie aiguë des ivrognes.

2° *Tube digestif.* — Les effets de l'intoxication par l'alcool se révèlent par d'abord des troubles dyspeptiques : diminution de l'appétit, digestions pénibles, pyrosis, distension gazeuse de l'estomac. Bientôt les phénomènes s'accentuent, l'anorexie devient complète, le buveur éprouve des tiraillements d'estomac, de la douleur, et l'on ne tarde pas à voir les vomissements glaireux, filants, survenant le matin à jeun et dus probablement à une hypersécrétion des glandes muqueuses de l'estomac causée par l'irritation alcoolique. Du côté de l'intestin, les troubles consistent en flatulences, diarrhée alternant avec la constipation, des coliques, de la lienterie, en un mot un véritable état de dyspepsie intestinale.

Les lésions anatomiques se révèlent par de la rougeur de la muqueuse stomacale, qui est couverte de fines arborisations et ramollie en certains points. A une période plus

1. Fournier. *Dictionnaire de Médecine et chirurgie pratique.* Art. *Alcoolisme.*

Lancereaux. *Dictionnaire encylopédique des Scien. Méd.* Art. *Alcoolisme.*

avancée, elle est indurée, parsemée de plaques d'un gris ardoisé. La surface interne est hérissée de petites saillies formées par l'hypertrophie des glandes stomacales qui ont subi la dégénérescence granulo-graisseuse. Enfin, les lésions peuvent aller jusqu'à l'ulcération des tuniques. Le volume de l'estomac est tantôt augmenté sous l'influence de la distension gazeuse, tantôt il est diminué ; l'organe se rétracte même et s'épaissit dans une période plus avancée.

Foie. — Le passage répété de l'alcool dans la veine porte et dans les veines hépatiques amène dans le début une hypérémie du foie et plus tard des lésions qui peuvent affecter soit les cellules propres, soit la trame conjonctive interstitielle. Dans le premier cas on voit se développer une stéatose du foie, phénomène très fréquent chez les buveurs, dans le second il se produit une hépatite qui affecte ordinairement la forme de cirrhose alcoolique. Nous ne faisons que mentionner ces lésions sans les décrire, renvoyant pour une connaissance approfondie aux traités spéciaux.

Organes respiratoires. — L'injection, la rougeur et l'épaississement de la muqueuse, pouvant s'étendre aux bronches, caractérisent le plus souvent les lésions produites par l'alcool sur le larynx.

Du côté des poumons, l'alcoolisme donnerait souvent lieu, d'après M. Lancereaux, à des congestions occupant le plus ordinairement la base de ces organes, se révélant par des râles sous-crépitants et une légère obscurité du son. Les pneumonies aiguës sont, comme chacun sait, très fréquentes chez les alcooliques, et il n'est pas rare de les voir passer à la suppuration. Enfin, Magnus Huss a noté aussi la pneumonie chronique des sommets, sorte de sclérose pulmonaire analogue à la sclérose hépatique.

Ces lésions fréquentes des poumons n'auront pas lieu de surpendre, dit M. Lancereaux, si l'on réfléchit que l'alcool a une action pour ainsi dire directe sur des organes qui sont chargés de l'éliminer en partie, et que de plus le sang venant du foie et déversé dans l'oreillette droite, est emporté tout d'abord dans la circulation pulmonaire.

Ceci posé, nous pourrons peut-être nous rendre compte de quelle manière l'alcoolisme amène la tuberculisation pulmonaire. Trois facteurs importants nous paraissent concourir à ce résultat : 1° l'état du sang ; 2° les lésions du tube digestif et de ses annexes ; 3° la susceptibilité des organes respiratoires chez les buveurs.

Les altérations du sang : état graisseux, diminution de la masse totale, des globules rouges et de la fibrine, augmentation des globulés blancs, etc.., sont pour la plupart les altérations de l'anémie. Elles peuvent, nous l'avons vu, survenir assez rapidement pour mériter le nom d'anémie aiguë des ivrognes. Beau (1) voyait dans cet état organique une des causes primordiales de la tuberculisation pulmonaire. « Deux causes surtout, dit-il, paraissent avoir sur le développement de la tuberculisation une influence excessive : la première c'est la diathèse, cet état particulier de l'organisme en vertu duquel toute cause insignifiante et sans effet chez l'un, fera naître chez l'autre, tantôt du tubercule, tantôt du cancer, suivant la prédisposition. La seconde c'est l'anémie globulaire, ce substratum de toutes

1. *Gazette des Hôpitaux*, 1861. *Leçons faites à la Charité.*

les maladies chroniques, et ici viennent se ranger, concourant à produire l'anémie, toutes les causes que l'on a signalées, telles que mauvaise nourriture, privations, insuffisance alimentaire, chagrins, etc.., toutes causes, en un mot, qui rendant l'acte digestif anormal, rendent l'élaboration alimentaire mauvaise ou insuffisante et la réparation incomplète.

« Ce sont là, je le répète, les deux ordres de causes auxquelles appartient la plus grande part dans le développement de la phthisie; elles semblent exercer l'une sur l'autre une action réciproque : c'est comme deux facteurs qui agissant l'un sur l'autre, multiplient les chances de tuberculisation. »

Sans vouloir aller aussi loin que Beau, faire de l'anémie la cause la plus prochaine de la phthisie et y ramener presque toute l'étiologie de cet état organique, l'on ne peut pourtant s'empêcher d'en admettre la fréquence dans une certaine mesure. Si elle n'agit pas par elle-même, elle place du moins l'individu dans des conditions favorables à l'éclosion de la maladie, qui ne tarde pas à se déclarer, alors surtout que d'autres causes de même ordre viennent concourir aussi à son développement.

Les troubles digestifs, si fréquents et si profonds chez les buveurs, sont une cause de tuberculisation. Les individus adonnés aux besoins alcooliques ont généralement de l'anorexie ; chez eux l'alimentation est insuffisante, la digestion altérée, la réparation nécessairement incomplète ; de là l'affaiblissement graduel de l'organisme dont le dernier terme est la formation de tubercules. En un mot, c'est une nouvelle cause qui engendre l'anémie et qui l'aggrave quand elle existe déjà. De plus l'état d'atonie dans lequel se trouve l'estomac des buveurs, nécessite sans cesse pour le réveiller l'ingestion de nouvelles quantités d'alcool, de telle sorte qu'au mal de la veille vient s'ajouter le mal du lendemain. Aussi la plupart des auteurs placent dans les altérations des organes de la digestion la cause de la phthisie des alcooliques. M. Damaschino (1) croit que c'est surtout à la dyspepsie qu'il faut attribuer les lésions tuberculeuses chez les buveurs. Nous ne pouvons mieux faire que de citer les paroles de M. Peter à ce sujet. Après avoir rappelé les lésions du foie, de la rate, de l'estomac et les troubles pathologiques qu'elles entraînent, M. Peter ajoute (2) : « Mais c'est chose grave que d'avoir ces multiples altérations; l'hématopoïèse est entravée à ces sources mêmes ; le sang se refait mal, et, si la chose dure quelques années, l'individu peut fort bien devenir tuberculeux, comme il le devient par suite, soit d'un rétrécissement de l'œsophage, soit de la misère et des privations, soit de maladies chroniques de l'appareil respiratoire. »

D'après les travaux de MM. Lallemand, Perrin et Duroy (3), l'alcool au lieu d'être détruit dans l'économie, comme le pensent MM. Bouchardat et Sandras, serait éliminé en totalité par la peau, les reins et les poumons. L'irritation incessante causée par le passage répété de l'alcool à travers les parois des vaisseaux et des ramuscules

1. Damaschino. Thèse pour le concours d'agrégation en médecine, 1872. Étiologie de la tuberculose.

2. Peter. Leçons de clinique médicale, 1879. T. II.

3. Lallemand, Perrin et Duroy. Du rôle de l'alcool et des anesthésiques dans l'organisme. Recherches expérimentales. 1 vol. in-8°, Paris, 1860. Chamerot.

bronchiques, nous rend compte de la susceptibilité particulière des organes respiratoires des buveurs pour les phlegmasies aiguës et chroniques. Étant donné l'état de congestion habituelle des poumons engendré par les excès alcooliques, qu'on y joigne la nutrition défectueuse de ces organes, qui sont les premiers à recevoir un sang ne possédant plus ses qualités normales, qu'on y ajoute les lésions des organes de la nutrition, la dégradation générale de l'organisme, et il ne paraîtra pas extraordinaire de voir survenir la dégénérescence tuberculeuse, cette expression par excellence de la déchéance vitale.

Les conditions sociales des individus adonnés à l'alcool ont incontestablement leur part dans la production de la phthisie. Elles n'ont pas seulement une influence directe, mais elles sont encore une cause adjuvante de l'alcoolisme en ce sens qu'elles contribuent, quand elles sont mauvaises, à hâter la période de cachexie. Ici doit être faite la part des professions, de l'alimentation des individus. Le cocher, par exemple, qui travaille constamment en plein air, pourra se livrer aux excès avec moins d'inconvénients que l'ouvrier parqué dans des ateliers où l'air et la lumière lui sont mesurés. Il faudra au premier, pour arriver à une dégradation égale, une quantité d'alcool bien plus considérable qu'au second.

Tous les auteurs qui ont traité ce sujet sont à peu près unanimes sur ce point. Parlant des effets de l'alcool dans les différentes classes de la société, Racle émet les réflexions suivantes (1) : « Les phénomènes de l'alcoolisme aigu ou

1. Racle. De l'alcoolisme. Thèse pour le concours d'agrégation en médecine, 1860.

chronique sont notablement retardés chez les personnes aisées. Une alimentation choisie en atténue les effets, et lorsqu'ils se manifestent la véritable cause échappe souvent, car l'attention est détournée par toutes les autres causes de maladies qui pèsent sur la classe riche, les excès de toute nature, les veilles, les voyages, etc... C'est surtout dans la classe pauvre que se fait sentir de préférence l'action de l'alcool ; l'appauvrissement préalable de l'économie par les privations, le mauvais régime, les fatigues excessives, ouvre une porte à toutes les influences possibles. Or, lorsque l'alcool intervient, il ne trouve pas d'obstacle, il jouit de toute sa plénitude d'action. »

M. Pidoux (1) distingue deux variétés d'alcoolisme et deux phases ou périodes de cet état morbide. « Quand la première se produit chez des individus sanguins et vigoureux, surtout si l'abus du vin et des spiritueux proprement dits est accompagné de la consommation proportionnée d'une alimentation assez forte, l'alcoolisme produit dans l'économie quelques effets plus ou moins analogues à la goutte : couperose, pléthore abdominale, congestions veineuses, excrétions surchargées d'acide urique et d'urates, stases sanguines du foie, tendance à l'hépatite et aux néphrites chroniques, etc... La phthisie trouve dans cet état des conditions d'antagonisme plutôt que des conditions favorables à son développement.

« Au contraire, si l'alcoolisme fait alliance avec la misère, s'il rencontre des constitutions débiles et appauvries, si les boissons spiritueuses sont plutôt de mauvais vins

1. Pidoux, ouvrage cité.

blancs, l'eau-de-vie et l'absinthe pris à jeun et immodérément, que les vins rouges, et sans le contre-poids d'une alimentation forte et abondante, les phlegmasies chroniques des voies digestives, la dénutrition, les bronchites, les laryngites permanentes précèdent et amènent souvent la phthisie. Elle est aussi commune dans cette seconde classe d'alcooliques que rare dans la première. »

M. Peter, dans ses leçons cliniques, émet la même opinion :

« L'alcoolisme peut-il produire la tuberculose ? oui et non vous sera-t-il répondu, cela dépend des cas. Que le vigneron de Bourgogne boive beaucoup, se grise même assez volontiers de son bon vin, il ne deviendra pas pour cela tuberculeux, parce qu'il vit en plein air et d'une existence active. Mais pour l'ouvrier des villes, qui reste tout le jour enfermé et s'enivre de breuvages détestables dans d'infectes tabagies, il n'en est plus ainsi ; vous le voyez se tuberculiser sous l'influence, non plus de l'alcool, mais de l'alcoolisme. Gardez-vous de confondre ces deux causes ; j'ai déjà eu l'occasion d'attirer votre attention sur ce point. L'acool a une action topique qui s'exerce spécialement sur les organes digestifs ; le vomitus matutinus potatorum, la cirrhose, voilà les effets directs de l'alcool en soi. L'alcoolisme, c'est l'intoxication, la dégradation de l'organisme. »

Toutefois, si grande que l'on fasse la part des conditions sociales dans la production de la phthisie, c'est aller trop loin, ce nous semble, que de trouver dans ces conditions, quand elles sont favorables, une sorte d'antagonisme à la tuberculose. M. Lancereaux nous a affirmé avoir observé dans sa pratique de la ville, des individus entourés de tout le bien être de la richesse et dont la phthisie ne reconnaissait pas d'autres causes que l'alcoolisme. Parmi les exemples que donne M. Peter de tuberculeux alcooliques, il cite le cas d'un riche propriétaire de la rue Lacépède, qui employa sa fortune à se griser quotidiennement et qui mourut phthisique à l'âge de quarante-deux ans, alors que ses parents étaient arrivés à une vieillesse avancée, et que son frère et sa sœur encore vivants et en bonne santé, ont procréé des enfants qui ne sont ni scrofuleux, ni tuberculeux. J'ai eu l'occasion d'observer moi-même, dans la clientèle de mon ami le Dr Félix Brémond, deux cas de phthisie chez des individus se trouvant dans de bonnes conditions hygiéniques et ne faisant pas d'autres excès que des excès de boissons. M. le Dr Brémond connaissant parfaitement la famille de ces malades, leur genre de vie, leurs habitudes, qu'il me soit permis de donner ces deux observations remarquables par la netteté de la cause, et de remercier ici mon ami, de l'obligeance qu'il a mise à m'en communiquer les détails, dont je ne connaissais qu'une partie.

Observation XVII

Tuberculose pulmonaire acquise. Marche rapide. Alcoolisme.

Le nommé X... J..., âgé de 40 ans, artiste peintre, demeurant à Paris.

Le père et la mère de cet homme sont encore vivants ; il a un frère en bonne santé, et il n'y a pas de diathèse tuberculeuse parmi ses ascendants. Marié sans enfants il a été d'une constitution vigoureuse et s'est toujours trouvé dans de bonnes conditions hygiéniques. En 1870 il a fait la campagne sans éprouver la moindre maladie et a pu reprendre après ses occupations ordinaires, sans aucun inconvénient.

Malheureusement il avait, pendant la campagne, pris l'habitude de boire plus de vin et d'alcool qu'à l'ordinaire. Rentré chez lui, il augmenta graduellement la quantité d'alcool au point d'en arriver à prendre dans la même journée, et sans en être incommodé d'une façon apparente, du bitter, du vermouth, du madère et surtout de l'absinthe et du vin blanc. Tout ceci pris hors de chez lui, dans des établissements d'ordre inférieur et sans préjudice de ses boissons de table. L'appétit ne tarda pas à diminuer d'une manière sensible, quelques pituites apparurent le matin, et au mois de novembre 1876, il consulta à ce sujet M. le Dr Brémond qui, connaissant ses habitudes, lui conseilla la décoction de quinquina et la privation absolue de boissons en dehors de ses repas.

Il crut se conformer à cette prescription en cessant l'absinthe, mais il continua à boire d'autres liqueurs et en augmenta bientôt même la quantité : il buvait le matin à jeun plusieurs verres de vin blanc ou rouge. Il éprouva vite des bizarreries du goût, une anorexie complète. Il dormait mal, avait des cauchemars la nuit, des pituites abondantes le matin et du tremblement des mains, mais non de la langue. La vue s'affaiblit, et à ce moment il devint morose, un peu indifférent aux choses extérieures et ne sortait guère de chez lui que pour aller au café.

Au mois de juillet 1877 il fut pris, sans prodromes, d'une hémoptysie assez abondante contre laquelle on mit en œuvre les moyens ordinaires, astringents, balsamiques, etc. L'examen de la poitrine pratiqué alors ne révéla rien ; au mois de novembre il fut pris d'une toux sèche avec sueurs nocturnes et amaigrissement. Il fut examiné par MM. les Drs Napias et Brémond qui ne trouvèrent comme signes locaux qu'un peu de submatité aux deux sommets, de la diminution du bruit respiratoire, mais sans râles, craquements ni souffle. On lui prescrivit néanmoins de l'huile de foie de morue.

Le 15 novembre 1877 le malade est pris d'un peu de fièvre, la toux est plus fréquente, l'expectoration, nulle jusqu'alors, survient et les crachats ont une couleur orangée et sont adhérents au vase. Au tiers inférieur du poumon droit râles sous-crépitants disséminés, mais pas de souffle ; rien à gauche, même état aux sommets (julep diacode avec oxyde blanc d'antimoine), au bout de sept à huit jours cet état congestif s'apaise, l'expectoration devient muqueuse, les râles disparaissent presque tout à fait, mais le malade est repris d'une nouvelle hémoptysie peu abondante.

Le 10 décembre j'eus occasion de voir le malade pendant que je remplaçais le Dr Brémond. Il travaillait encore un peu, mais continuait à boire en se cachant. Léger mouvement fébrile, appétit nul, de temps à autre vomissements alimentaires, pituites continuelles. Aux poumons, respiration rude et craquements secs après la toux aux deux sommets. Expectoration sans grands caractères. Fin décembre les craquements s'entendent sans faire tousser le malade, expiration soufflante.

Pendant le mois de janvier les signes de tuberculose s'accentuent ; les craquements sont devenus humides, ils sont plus nombreux à droite. Fièvre continuelle, toux fréquente, crachats jaunâtres, mais le symptôme dominant est une insomnie constante, nécessitant l'usage continuel de l'opium à hautes doses (huile de foie de morue créosotée).

Aux mois de février et mars la phthisie progresse considérablement ; fièvre intense, oppression ; expectoration abondante, crachats purulents. A l'auscultation, on entend en arrière et aux deux sommets des gargouillements ; de plus à droite on constate un souffle caverneux et de la pectoriloquie. Il y a aussi de la diarrhée (phosphate de chaux, sous nitrate de bismuth).

Fin mars. — Le malade s'affaiblit de plus en plus ; l'amaigrissement est extrême ; le souffle caverneux est plus étendu, il occupe presque toute la fosse sus-épineuse : râles humides dans le reste de l'étendue des deux poumons. En avant râles caverneux sous les clavicules. La diarrhée revient par intervalles.

4 avril. — Le malade est en proie à une oppression extrême depuis quelques jours. Diarrhée presque continuelle ; voix éteinte, il meurt à cinq heures du soir.

Observation XVIII

Tuberculose pulmonaire consécutive à des excès de boissons. Marche rapide de décembre à juillet.

Le nommé R..., âgé de 36 ans, commerçant, demeurant à Paris.

Cet homme, dont les parents sont encore vivants, appartient à une famille exempte d'antécédents tuberculeux. Marié à une femme de bonne santé, il a été père de six enfants dont deux sont morts en bas âge et dont quatre sont encore vivants ; de ceux-ci trois sont robustes, le dernier, une petite fille née pendant sa maladie, est de constitution délicate. Ce malade a été en Afrique étant soldat, et n'a jamais eu les fièvres paludéennes. Après avoir quitté le service, il s'est constamment trouvé dans d'excellentes conditions de nourriture, logement, etc..., *mais il était adonné aux boissons alcooliques*. Chez lui il buvait, en mangeant, une grande quantité de vin et de plus beaucoup de cognac après ses repas. Malheureusement là ne se bornait pas la quantité de ses boissons ; au dehors il prenait régulièrement au moins deux absinthes par jour, du vin blanc le matin à jeun et de plus un nombre variable, mais toujours assez grand, de verres de vin de Bordeaux.

Au mois de décembre 1877 il fut pris d'une toux fréquente, avec expectoration, d'un peu de dyspnée ; il y eut une diminution considérable de l'appétit, quelques sueurs nocturnes, mais pas d'hémoptysie. La toux persista, augmenta même, le malade se sentait souvent de la fièvre le soir, il fit appeler alors M. le Dr Brémond à la fin de février.

M. Brémond constata l'état suivant. Le malade n'est pas très amaigri ; appétit peu prononcé mais pas d'anorexie ; léger mouvement fébrile ; toux quinteuse, fatigante ; crachats jaunâtres. Le malade a des pituites le matin, de l'insomnie, des rêves pénibles ; un peu de tremblement des mains. Aux poumons, submatité dans tout le tiers supérieur du poumon droit en arrière, diminution de la sonorité à gauche ;

respiration rude, souffle à l'expiration au niveau de la racine des bronches, craquements humides dans toute la fosse sus-épineuse. A gauche diminution du bruit respiratoire, ni souffle, ni râles. En avant, quelques craquements sous la clavicule droite, rien à gauche.

Prescription. — Granules de dioscoride, julep sirop de Tolu. Suppressions des habitudes alcooliques.

Le malade cessa de boire en effet ; mais un mois après les gargouillements avaient remplacé les craquements dans la fosse sus-épineuse droite ; à gauche apparaissaient quelques craquements. La toux était toujours très intense l'expectoration purulente ; quelques crachats striés de sang. Fièvre vespérale, sueurs nocturnes considérables, un peu de diarrhée, mais pas de douleurs abdominales (huile de foie de morue créosotée, phosphate de chaux).

Au mois d'avril, remplaçant M. le Dr Brémond, j'eus plusieurs fois l'occasion de voir le malade. Il avait au sommet droit une vaste caverne : Souffle caverneux, gargouillements, retentissement extrême de la toux et de la voix, pectoriloquie. A gauche, râles humides nombreux dans la moitié supérieure du poumon. Amaigrissement prononcé, anorexie absolue, de plus vomissements alimentaires très fréquents ; diarrhée intense, pas de ballonnement ni de douleur de ventre. Fièvre très forte.

Prescription. — Sulfate de quinine. Diascordium et bismuth, et le reste comme plus haut.

Au mois de mai, les vomissements alimentaires devinrent continuels, la diarrhée ne cessait pas, la fièvre n'avait pas cédé. Vers le milieu du mois, le malade rejeta dans ses crachats, après des efforts de toux, une matière semblable à un fragment d'éponge en détritus, que M. Brémond reconnut comme étant constitué par du parenchyme pulmonaire. Le malade, faisant remarquer le fait lui dit ; on dirait que j'ai mangé du mou et je viens de le vomir. M. le Dr N. Guéneau de Mussy appelé le lendemain en consultation, constata l'existence d'une vaste caverne au sommet droit et des craquements humides nombreux à gauche.

Prescription. — Koumys, gouttes amères de Baumé.

Le mois suivant le malade s'affaiblit de plus en plus. Il vomissait out ce qu'il prenait, avait une diarrhée incoercible, une fièvre intense et continuelle, enfin il mourut le 26 juillet 1878 après une agonie très longue.

Les malades qui font le sujet de ces deux observations étaient des individus vigoureux, exempts de diathèse tuberculeuse ; ils étaient, le second surtout, dans d'excellentes conditions hygiéniques ; ils ne faisaient pas d'autres excès que des excès de boissons, et c'est certainement à ceux-ci qu'il faut imputer le développement de la tuberculose. Nous ferons remarquer la rapidité avec laquelle a évolué la maladie chez des sujets pouvant se procurer des soins de toute sorte ; nous noterons en outre l'insomnie persistante qui a signalé le premier cas, et les vomissements et la diarrhée rebelle qui se sont montrés dans le second.

Il faut enfin, dans l'étude de la production de la phthisie par l'alcoolisme, faire entrer en ligne de compte la nature de la boisson. Presque tous les malades qui font le sujet de notre travail étaient adonnés à l'alcool ou à l'absinthe. C'est qu'en effet, bien plus que les vins rouges, ces boissons ont le triste privilège d'amener une intoxication rapide. D'après M. Lancereaux (1), l'absinthe aurait sur ce point une puissance particulièrement funeste. D'un autre côté, dans les diverses variétés mêmes de l'alcool il est des espèces dont l'abus entraîne plus promptement que les autres la dégradation organique. Dans sa thèse sur l'alcoolisme, Racle avait déjà signalé le fait :

« Les spiritueux diffèrent suivant la matière première qui a fourni le sucre fermentescible ; en effet, la fermenta-

1. Communication orale.

tion alcoolique s'accomplit en général, en présence des éléments du végétal, tels que les cellules, les fibres, les principes mucilagineux, muqueux, des huiles fixes ou volatiles, etc... D'un autre côté, le plus ou moins d'élévation de la température produit des quantités variables d'huile empyreumatique, de sorte qu'en définitive, la composition des spiritueux est essentiellement distincte, selon les espèces et selon les variétés. Or, il ne serait nullement indifférent de considérer la nature de ces corps qui peuvent, en effet, activer, retarder ou modifier l'action de l'alcool, si les analyses étaient plus avancées sous ce rapport. S'il est impossible d'en arriver à une démonstration à cet égard, il faut au moins tenir compte des faits d'observation journalière. La distinction des alcools en *bon goût* et en *mauvais goût* n'est pas seulement commerciale, elle est aussi très physiologique, car elle s'applique à des variétés plus ou moins facilement tolérées par l'homme. Les bonnes espèces de cognac et le rhum véritable sont facilement supportés, mais les eaux-de-vie de grain, de pommes de terre, etc..., sont dangereuses, entraînent une ivresse plus lourde, plus hébétée, et *produisent plus promptement de graves lésions organiques.* »

Les recherches expérimentales de MM. Dujardin-Baumetz et Audigé sont venues confirmer l'assertion de Racle. Dans un travail présenté à l'Académie de médecine en 1876, (*Recherches expérimentales sur les alcools par fermentation*), ils ont prouvé que, pour les différents alcools, les doses qui amenaient la mort des animaux mis en expérience, suivaient une progression décroissante, de telle sorte que si la dose toxique de l'alcool éthylique était représentée par 1, celle des alcools propylique, butylique et amylique, était représentée par 1/2, 1/3, 1/4. Ils ont démontré en outre que le mélange ne diminuait en rien les propriétés toxiques de ces alcools, qui s'ajoutaient les unes aux autres et que les lésions et les symptômes observés suivaient une marche croissante suivant le degré toxique de ces alcools. A propos de ces lésions, ils ont fait remarquer que même introduits sous la peau, les alcools déterminent des troubles très marqués sur l'estomac et l'intestin, ce qui expliquerait les dyspepsies que l'on remarque chez les individus qui, sans boire de l'alcool, sont soumis à ses émanations. De plus, l'action toxique serait plus considérable lorsqu'on introduit l'alcool par la voie gastrique que lorsqu'on l'administre par la peau.

Ces faits peuvent nous expliquer comment il se fait que la phthisie des buveurs sévisse plutôt sur la classe pauvre que sur la classe aisée. En effet, dans les grandes villes (où les boissons, en sus de l'impôt écrasant auquel elles sont assujetties, sont frappées d'un droit d'entrée considérable), les falsifications sont fréquentes pour ne pas dire constantes. La classe pauvre ne fait usage que d'alcools frelatés, c'est-à-dire d'alcools dont la puissance toxique est énorme ; et les gens riches, au contraire, peuvent se procurer des boissons exemptes de sophistication. Il ne serait peut-être pas impossible que ce fut là une des causes, des variétés que l'on observe dans l'alcoolisme.

En tout cas cela explique comment des quantités égales de boissons donnent lieu à des désordres dans certains cas, alors que dans d'autres, la manifestation de leur puissance nocive sur l'économie est nulle ou peu marquée.

SYMPTOMES ET MARCHE

La phthisie chez les buveurs n'a pas à proprement parler de symptomatologie spéciale ; il n'est pas un de ses symptômes qui ne puisse être retrouvé dans les cas qui reconnaissent une autre cause. Aussi, nous ne nous étendrons pas sur cette étude, nous ne ferons que signaler les symptômes qui nous ont paru dignes d'être notés soit par leur absence, soit par leur tenacité.

La tuberculose se signale souvent au début chez les alcooliques, par une petite toux sèche d'abord, opiniâtre, avec dyspnée légère, à laquelle vient bientôt se joindre une expectoration muqueuse. Traduisant probablement l'apparition des premiers tubercules dans le poumon, cette toux est quinteuse, fatigante et s'accentue encore quand les autres signes généraux de l'affection se développent. Aussi, croyons-nous que c'est une erreur de dire avec M. Leudet que la toux est peu incommode. Ces accidents, que le malade est toujours tenté d'attribuer à un refroidissement, ne tardent pas à être suivis d'amaigrissement quand ils ne s'en accompagnent pas tout d'abord. Ils peuvent avoir une durée plus ou moins longue, mais qui varie généralement de trois mois à un an.

L'amaigrissement paraît moins prononcé dans cette forme de phthisie. La plupart des malades ont encore à leur entrée à l'hôpital un certain degré d'embonpoint. Cet apparence tient à deux causes : d'abord les malades ont presque tous été d'une constitution très vigoureuse, et ensuite l'évolution rapide de la tuberculose n'a pas laissé à une émaciation extrême le temps de se produire. Toutefois, l'amaigrissement existe réellement, et il fait souvent des progrès rapides dans la dernière période de la maladie.

M. Garaudeaux (1) semble considérer l'hémoptysie comme exceptionnelle chez les buveurs. Sans être aussi commune que dans les phthisies qui reconnaissent une autre cause, elle n'est pourtant pas rare. Nous la trouvons signalée, avec une intensité variable, dans onze de nos observations, et quatre fois elle a marqué le début de l'affection. Elle a fait défaut surtout dans les cas à marche extrêmement rapide. Il nous est impossible de dire si elle est sous la dépendance immédiate des excès alcooliques. Pourtant nous trouvons dans la thèse de M. le Dr Contesso (2) l'observation suivante, dans laquelle les crachements de sang sont notés comme survenant après les excès.

Observation XIX (Résumée).

J... Jules, compositeur d'imprimerie, entré le 28 février 1862. Ce malade faisait beaucoup d'excès de boissons depuis une dizaine d'années; il les continuait encore l'été dernier. Il buvait principalement de l'absinthe dont il absorbait parfois un carafon tout entier (renseignements fournis par le père).

Depuis cinq ou six ans ce malade avait des crachements de sang accidentels après des libations copieuses. Son état s'est exagéré

1. Garaudeaux. *Thèse citée.*
2. Contesso. *Etudes sur l'alcoolisme et sur l'étiologie de la paralysie générale. Thèse de doctorat.* Paris, 1862.

depuis deux ans, et à son entrée il présente un état de tuberculisation et de cachexie très avancée. Mort le 7 avril 1862. Autopsie le 8.

Corps émacié. Dans le poumon droit, tubercules depuis le sommet jusqu'à la base ; vaste caverne au sommet. Dans le poumon gauche, tubercules dans la plus grande partie mais sans cavernes. Rien de noté du côté de l'estomac.

Un des symptômes qui nous ont paru le plus fréquent, c'est la diarrhée, et une diarrhée en général incoercible. Dans tous les cas où l'autopsie a été pratiquée, on a pu se convaincre qu'elle était l'expression de lésions intestinales. La fréquence de ces lésions tient à ce que la tuberculose des buveurs a de la tendance à envahir d'autres organes que le parenchyme pulmonaire.

La fièvre est presque toujours très intense, souvent hors de proportion avec les symptômes locaux : une fois établie, elle offre peu de rémission. Elle traduit soit l'évolution rapide et sans arrêts du produit tuberculeux, soit l'état général de l'économie. Il n'est pas rare de voir la température s'élever à 39 et 40 degrés, même en l'absence de complications pulmonaires. Chez quelques sujets, la fièvre s'accompagne d'agitation et de délire le plus souvent nocturne, et nous voyons même dans un cas un véritable accès de delirium tremens survenir dans le cours de la maladie, sous l'influence d'une poussée granuleuse.

Nous ferons observer que, contrairement à l'assertion de M. le Dr Launay, du Hâvre, les accidents du côté du larynx ont été rares. L'enrouement de la voix a été souvent constaté, mais ce phénomène a été plutôt l'expression d'une laryngite alcoolique que de lésions tuberculeuses du larynx. Ces lésions n'ont été constatées qu'une seule fois, alors qu'elles existaient aussi, et en plus grande abondance sur la trachée et sur les bronches.

Enfin, du côté de l'appareil pulmonaire, il est à remarquer que les deux poumons sont constamment tous deux à la fois le siège des lésions avec prédominance d'un ou de l'autre côté, mais un peu plus fréquente du côté droit. Ce qu'il importe de noter surtout, c'est la succession rapide des différents symptômes qui traduisent les altérations pulmonaires. Bornés d'abord à une diminution de la respiration, ces symptômes ne tardent pas à passer par les craquements secs, puis humides, pour en arriver en peu de temps aux gargouillements et aux autres signes de l'excavation. En un mot, le ramollissement des granulations suit de près leur apparition, et il n'est pas rare de trouver chez les buveurs des signes de cavernes deux ou trois mois seulement après le début de l'affection. Les symptômes d'excavation occupent généralement le sommet, bornés à un seul poumon, tandis que l'autre poumon offre les signes de l'infiltration tuberculeuse. Il est plus rare que les deux sommets soient le siège de cavernes, assez souvent même l'évolution de la maladie se fait d'une manière assez rapide, pour qu'à l'autopsie on n'ait à constater qu'une infiltration tuberculeuse du parenchyme pulmonaire.

Lorsque la tuberculose se complique d'autres lésions pulmonaires, il arrive qu'à la fièvre et au délire vient s'ajouter un état d'adynamie profonde, s'accompagnant parfois de diarrhée, de ballonnement, de douleur de ventre, de fuliginosités des lèvres, de sécheresse de la langue, symptômes qui dans certains cas pourraient égarer le diagnostic, si un examen minutieux ne venait révéler la véritable cause de cet état typhique. C'est principalement chez les buveurs que la phthisie revêt ces apparences ; on pourra en juger par les observations suivantes :

OBSERVATION XX

Tuberculose pulmonaire. Pneumo-phymie. Marche rapide. Alcoolisme. (Communiquée par M. Lancereaux).

Le nommé Mar..., Pierre, tailleur de pierres, âgé de 40 ans, entré à l'hôpital de la Pitié le 4 septembre 1880, salle Sainte-Marthe, n° 3, service de M. Lancereaux.

Cet homme est tailleur de pierres à construction ; il ne travaille pas dans le même chantier longtemps, son patron l'envoie de ci de là. Son père et sa mère sont morts de maladie indéterminée ; il a eu une sœur morte phthisique. Il est à Paris depuis douze ans et ne l'a plus quitté ; il n'a jamais eu la fièvre typhoïde et en est à sa première maladie. Il a commencé à maigrir au mois de février dernier ; il y a environ deux mois il a été malade pendant quinze jours ; il avait des frissons tous les matins. Au mois d'août dernier il a eu une hémoptysie, depuis trois jours il a la diarrhée et a perdu l'appétit.

A son entrée le malade paraît amaigri, mais il n'a pas trop l'aspect d'un héréditaire ; poils assez abondants au sternum, barbe bien garnie ; les cheveux sont tombés sur le milieu de la tête. Ce malade dort mal, il a des crampes nocturnes dans les mains et dans les jambes, des rêves pénibles, des pituites le matin dès qu'il met le pied à terre, sa démarche est vacillante, le faciès rouge ; il a du tremblement des lèvres et de l'hésitation de la parole. Troubles de la vue ; nombreuses mouches volantes de diverses couleurs, mais surtout bleues. Peau chaude, hypéralgésie très prononcée au pincement ; hypéresthésie très vive des membres inférieurs. Pouls = 108.

Poumons. — En arrière, submatité des deux fosses sus-épineuses, surtout à gauche où elle descend plus bas qu'à droite. A l'auscultation, diminution considérable de l'expansion vésiculaire vers la moitié supérieure de l'omoplate gauche avec craquements humides aux deux sommets. Craquements plus fins et plus secs dans la fosse sus-épineuse droite. Rien en avant.

La région hépatique n'est pas douloureuse, le foie déborde les fausses côtes de un travers de doigt. Les battements du cœur sont sourds, la matité cardiaque presque nulle (un peu d'emphysème).

11 *septembre*. — Un peu de fièvre le soir.

12. — Anorexie complète ; toux peu fréquente ; pas de sueurs nocturnes.

21. — Myo-œdème de la poitrine.

27. — Le malade a déliré cette nuit. A son dire, il n'y a pas de diarrhée, mais lorsqu'on le découvre, on constate qu'il va sous lui.

28. — Le malade tousse continuellement par quintes ; il crache abondamment, et fait des efforts pour amener ses crachats. L'amaigrissement est considérable. Hier au soir il s'est levé pour aller au cabinet, sa marche était titubante et il laissait échapper des matières fécales liquides. Il a eu le délire toute la nuit, il a les yeux fermés, est dans un état de somnolence continuelle et se plaint sans cesse. Lèvres couvertes de matières noires ; commencement d'eschares sur le sacrum de chaque côté de la ligne médiane. Le malade porte de temps à autre la main à son ventre, comme s'il avait des coliques, mais en raison de son état d'abattement et de délire, on ne peut savoir s'il souffre, ni où il souffre.

Mort dans la nuit du 28 au 29.

Autopsie. — Le sommet du poumon droit contient une caverne de la grosseur d'un œuf de pigeon. Dans toute la hauteur on constate une dissémination de noyaux de pneumo-phymie qui se coupent au couteau. Au sommet gauche, deux grandes cavernes. Les deux poumons sont infiltrés de granulations qui achèvent de caractériser la lésion. La plèvre est adhérente au sommet droit, à la base gauche et surtout au sommet gauche.

Cœur. — Rien d'anormal au muscle, ni aux valvules ; quelques caillots cruoriques et fibrineux. *Rate* : petite, non adhérente. *Reins* :

normaux. *Intestin grêle* : dans la dernière portion de l'iléon plaques tuberculeuses ulcérées, allongées transversalement et en forme d'anneaux. La trachée et les bronches sont remplies d'ulcérations de couleur ardoisée, occupant toute la surface de la muqueuse ; ces ulcérations vont en diminuant vers le larynx où on en remarque très peu.

Cette observation est remarquable à plus d'un titre. D'abord, bien qu'entaché probablement de diathèse, le malade avait dépassé l'âge où se manifeste d'ordinaire la phthisie héréditaire, et n'a dû le développement de son affection qu'à ses habitudes alcooliques, révélées par le cortège habituel de l'intoxication. Il y a à signaler en outre la marche rapide de la maladie (8 mois de durée), l'état d'adynamie profonde, le délire, la diarrhée intense, les fuliginosités des lèvres, le commencement d'eschares au sacrum, phénomènes qui auraient pu faire songer à la fièvre typhoïde, si les signes pulmonaires et les habitudes du malade n'étaient venus éclairer le diagnostic.

C'est là un exemple de cette forme de phthisie granuleuse avec pneumonie lobulaire (phthisie aiguë à forme typhoïde), qu'ont décrite MM. Hérard et Cornil. Nous rapprocherons ce cas de celui que MM. Hérard et Cornil rapportent dans leur traité de la phthisie et d'un troisième que nous avons observé nous-même à l'hôpital Tenon dans le service de notre excellent maître M. le Dr Rendu.

Observation XXI

Phthisie granuleuse avec pneumonie lobulaire généralisée (phthisie aiguë à forme typhoïde). Tirée du traité de la phthisie de MM. Hérard et Cornil.

Le nommé L... Joseph, âgé de 35 ans, cocher, a toujours été bien portant. A part quelques maux d'yeux dans son enfance, il ne se rappelle aucune maladie importante. Il est grand, bien musclé, sa constitution paraît vigoureuse; il n'est pas sujet à s'enrhumer, quoique fréquemment exposé par sa profession aux vicissitudes atmosphériques. Il n'a jamais craché de sang. Sa nourriture est bonne, *mais il s'adonne avec excès aux boissons alcooliques.*

Vers le 15 janvier 1865, cet homme, jouissant d'une parfaite santé, contracta un rhume, auquel il fit d'abord assez peu d'attention, ce rhume en effet n'offrait rien d'inquiétant, il consistait en une toux modérée avec légère oppression et expectoration de crachats muqueux. Il n'avait pas de fièvre. Cet état persista sans changement notable pendant un mois et durant tout ce temps le malade ne garda pas le lit et put même aller plusieurs fois consulter un médecin qui lui ordonna quelques potions calmantes et un éméto-cathartique.

Le 17 février. — Après une longue course à pied il éprouva un grand malaise ; la toux et l'oppression augmentèrent d'intensité, il s'y joignit une fièvre vive sans frissons, de l'anorexie, une soif vive, de l'accablement. Il se décida alors à se faire transporter à l'hôpital Lariboisière le 21 février et nous constatâmes l'état suivant.

La face est injectée, les sclérotiques légèrement jaunâtres, la peau est chaude, le pouls bat 90 fois par minute, le malade est abattu, la respiration très accélérée, la toux fréquente et douloureuse sans point de côté proprement dit. Les crachats présentent un aspect singulier, ils sont abondants, très spumeux, d'une coloration jaune orangé, striés de sang pur et paraissent formés d'une sorte de mousse visqueuse surnageant au-dessus d'une partie liquide jaune verdâtre.

La percussion dénote un peu d'obscurité du son en avant, à droite et à gauche par places isolées; et çà et là au contraire une exagération sensible de la sonorité.

A l'auscultation nous percevons au sommet droit de l'expansion vésiculaire incomplète, une inspiration légèrement soufflante, et plus bas quelques râles sous-crépitants disséminés. A gauche la respiration est soufflante dans l'inspiration et l'expiration, mais on n'entend aucun râle. En arrière et à droite diminution du murmure vésiculaire dans toute la hauteur du poumon avec râles sous-crépitants à la partie inférieure, à gauche mêmes râles à la base et faiblesse de la respiration au sommet. Comme en avant la percussion donne un mélange de sons obscurs et de sons clairs.

La langue est rouge à la pointe et aux bords ; elle est blanchâtre au centre ; les lèvres sont sèches, croûteuses, anorexie, soif vive. Il n'y a ni nausées, ni vomissements, ni diarrhée.

L'intelligence est nette, le malade répond parfaitement aux questions qu'on lui adresse ; il n'a pas de céphalalgie vive, pas d'épistaxis, pas de bourdonnement d'oreille. Les urines ne contiennent pas d'albumine (Pour traitement, ventouses sèches en grand nombre à la base de la poitrine et sur les membres, julep au kermès minéral, vésicatoire en arrière et à droite).

Le lendemain, 23 février, nous sommes frappé de l'apparence typhoïde que présente le malade ; il est immobile dans le décubitus dorsal ; les lèvres sont sèches, noirâtres ; la langue est également sèche et fendillée ; les ventouses ont laissé une ecchymose bleuâtre très prononcée ; le pouls est à 90, la peau toujours très chaude, sudorale ; on compte 51 respirations par minute ; le ventre est légèrement ballonné, on découvre sur la peau quelques sudamina, mais pas de taches lenticulaires ni de pétéchies. Il n'y a ni douleur dans la fosse iliaque droite, ni gargouillements ; le malade est constipé.

Les signes locaux sont à peu près les mêmes que la veille : à droite en avant, sous la clavicule, la respiration soufflante se rapproche beaucoup du souffle tubaire. Elle est entremêlée souvent de râles sous-crépitants fugaces. La percussion donne dans ce point une obscurité relative du son. La toux est toujours très fréquente et très douloureuse ; les crachats sont comme hier mousseux, abondants, de couleur jaunâtre et striés de sang (ventouses sèches, julep kermétisé, extrait de quinquina, vin, bouillons).

Nous ne ferons pas jour par jour l'énumération fastidieuse des symptômes qui ont très peu varié. Qu'il nous suffise de dire que pendant les deux semaines qui se sont écoulées depuis son entrée à l'hôpital jusqu'à sa mort, le malade est resté dans le même état de prostration typhoïde, prostration qui n'était pas telle qu'il ne pût se soulever avec assez de facilité sur son séant et que même la veille de sa mort il ne pût sortir de son lit pour satisfaire à un besoin pressant. Il n'y eut jamais un véritable délire ; toutefois dans les dernières nuits on remarque une grande agitation et du trouble dans les idées, trouble qui disparaissait le matin au moment de la visite. Jamais de céphalalgie vive, pas de soubresauts des tendons, pas d'épistaxis. La langue, les gencives et les lèvres présentèrent à un haut degré pendant tout le cours de la maladie, un état fuligineux des plus prononcé, aussi prononcé que dans les fièvres adynamiques les plus graves. Ventre légèrement ballonné et constipation opiniâtre. Les sudamina se montrèrent pendant une grande partie de la maladie, mais jamais nous ne pûmes découvrir la moindre tache lenticulaire. Le pouls oscilla entre 90 et 120 pulsations, sans dicrotisme. La peau se couvrit souvent de sueurs abondantes.

L'oppression fut le symptôme qui attira toujours le plus l'attention. Jamais nous ne comptâmes moins de 42 respirations par minute et souvent elles atteignirent le chiffre de 55 et même de 60. La toux resta également un des phénomènes les plus marqués et les plus fatigants pour le malade, l'expectoration varia peu et présenta constamment ce caractère singulier d'une sorte de blanc d'œuf battu, de couleur jaune orangé et strié de sang. Ce sang fut plus ou moins abondant, mais il ne manqua pas un seul jour dans l'expectoration.

La percussion ne donna jamais une matité ou une submatité franche et étendue, comme on le remarque dans la pneumonie lobaire. Elle révéla en certains points, surtout sous les clavicules, de l'obscurité du son, mais cette obscurité était souvent indécise, irrégulièrement disséminée dans les deux poumons et quelquefois alternant avec l'exagération de la sonorité.

A l'auscultation, pendant la première semaine nous ne percevions pas de râles sibilants et sous-crépitants disséminés, un peu de souffle tubaire irrégulier et fugace, à droite au sommet quelques râles crépitants, puis plus tard une grande faiblesse de respiration dans les mêmes points où nous avions précédemment noté le souffle et les râles.

Malgré un traitement actif qui a consisté surtout en ventouses sèches appliquées en très grand nombre sur la poitrine et les membres, en vésicatoires répétés, potions kermétisées, toniques (quinquina, eau-de-vie, vin), la maladie n'a cessé d'empirer. Dans les derniers jours il y eut suppression presque complète de l'expectoration, difficulté de plus en plus prononcée de la respiration, râle trachéal.

A l'autopsie, les deux *poumons* sont très volumineux, comme insufflés, rougeâtres. Sous la plèvre se remarquent des granulations miliaires et des ecchymoses par plaques et par points, surtout à la partie postérieure. Tous deux présentent de l'emphysème localisé au bord antérieur, à la circonférence de la base du lobe inférieur et çà et là à la surface.

Le parenchyme pulmonaire est criblé de granulations miliaires, grisâtres, semi transparentes, ayant toutes à peu près le même volume et la même coloration. Elles sont un peu plus confluentes au poumon droit qu'au poumon gauche. Autour de ces granulations le tissu du poumon est diversement altéré. Dans certains points on remarque une congestion simple, dans d'autres une congestion œdémateuse, dans d'autres enfin, surtout à droite, des noyaux nombreux et disséminés de pneumonie lobulaire. Tout à fait au sommet du poumon droit, une masse caséeuse et crétacée est logée dans une coque fibreuse ardoisée, grosse comme une noisette. En outre de ces lésions, on constate quelques petits noyaux d'apoplexie pulmonaire. Les lobes sont également réunis par places par des filaments cellulo-fibreux. Les adhérences au sommet gauche sont beaucoup moins étendues.

Au niveau de la bifurcation de la trachée, se trouvent des deux côtés de gros ganglions renfermant une multitude de granulations et de noyaux caséeux très marqués. L'épiglotte, le larynx, la trachée et les bronches présentent une injection très prononcée sans ulcérations.

Le *foie* est cirrhotique, on remarque sous la séreuse de petites granulations blanchâtres qui paraissent être des granulations miliaires tuberculeuses. La *rate*, un peu augmentée de volume, présente à l'intérieur comme à l'extérieur un grand nombre de granulations miliaires. La partie du péritoine, qui est en rapport avec cet organe, est fortement injectée et couverte d'une multitude de granulations. On en trouve également sur la séreuse péritonéale qui recouvre le diaphragme, à la surface et à l'intérieur des *reins*, d'ailleurs sains. Le tissu musculaire du *cœur* est très mou, graisseux. L'*estomac* présente des ecchymoses sur la grande courbure. Rien à l'*intestin*, ni granulations, ni ulcérations tuberculeuses. Plaques de Peyer saines.

C'est là un bel exemple de phthisie granuleuse généralisée avec pneumonie lobulaire. D'après MM. Hérard et Cornil, ce fait doit rentrer dans la catégorie des phthisies granuleuses primitives. Les auteurs insistent, dans leurs remarques, sur la gêne extrême de la respiration résultant des lésions du parenchyme pulmonaire, sur l'aspect typhoïde du malade et sur les hémorrhagies qui ont été constatées dans les divers organes.

Observation XXII

Phthisie granuleuse à forme typhoïde avec pneumonie lobulaire. Mort. — Autopsie (personnelle).

Le nommé Jac..., François, âgé de 60 ans, journalier, entré le 14 août 1880 à l'hôpital Tenon, salle Gérando, n° 10, service de M. Rendu.

La mère de cet homme est morte de maladie indéterminée, le père est mort à un âge très avancé. Lui-même est arrivé jusqu'à ces derniers temps sans avoir fait de maladie. *Il avoue faire des excès alcooliques*, et il rejette des pituites le matin.

Il est malade depuis trois semaines seulement ; il a de la fièvre, de l'oppression, de l'inappétence. Il s'est amaigri depuis ce moment ; depuis huit jours, il a de la diarrhée, mais légère, il n'a pas eu d'épistaxis ni de céphalalgie ; depuis cinq jours, il est alité.

A son entrée, on constate l'état suivant : thorax déformé, bombé. Faciès fatigué ; yeux excavés, amaigrissement.

Langue saburrale, rouge à la pointe et sur les bords. Inappétence, soif vive ; abdomen légèrement ballonné avec gargouillements dans la fosse iliaque droite, mais sans douleur ; absence de taches rosées.

Rate un peu volumineuse. Le foie est hypertrophié ; il a huit travers de doigt. A la palpation il n'est pas douloureux et on n'y trouve pas de bosselures. Les veines abdominales sont manifestes, saillantes. Pas d'ascite.

Le pouls est ample, régulier, il bat 96 fois à la minute ; la température axillaire est de 38°,6.

On ne trouve rien au cœur ni aux poumons.

15 *août*. — Même état ; fièvre persistante, mais moindre que la veille. La diarrhée continue sans coliques ; les selles ne contiennent pas de sang. Urines non albumineuses (julep, extrait de quinquina. Cataplasmes laudanisés. Un quart de lavement avec amidon et laudanum).

16. — Depuis hier le malade tousse, il expectore des crachats muqueux, mais quelques-uns sont exsudatifs. L'auscultation fait constater au sommet droit en arrière une respiration rude, légèrement soufflante. Le pouls est intermittent, une intermittence toutes les quatre pulsations ; les battements cardiaques sont moins intermittents. T.A.=38°,2 ; le soir 38°,6 (teinture d'iode au sommet droit).

20. — La toux est devenue fréquente ; l'expectoration abondante, les crachats sont couleur jus de réglisse. Le malade est dans un état de prostration extrême, il a une fièvre intense. Aux poumons, on perçoit en avant et à droite des râles humides ; en arrière un souffle profond et des râles sous-crépitants disséminés dans les deux poumons. T.A.=38°,6, le soir 38°,4 (sulfate de quinine, teinture de digitale, julep avec kermès).

23. — Le malade est en proie à une dyspnée extrême, il a 42 respirations par minute, le pouls bat 140 pulsations. Aux poumons, on perçoit toujours du souffle à droite en arrière, et des râles sous-crépitants fins, disséminés dans toute l'étendue de la poitrine. L'expec-

toration a diminué, mais offre toujours les mêmes caractères. T.A.=40°, le soir 40°.

24. — L'oppression est plus forte encore. Râles très nombreux occupant les deux poumons qui sont infiltrés dans leur totalité. La température est toujours élevée =39°,6. Mort à deux heures de l'après-midi dans le collapsus.

A l'*autopsie* on trouve les deux *poumons* infiltrés de petites granulations miliaires depuis la base jusqu'au sommet où elles sont un peu plus grosses. De plus dans le poumon droit on constate disséminés dans le parenchyme pulmonaire des noyaux de pneumonie lobulaire de différents volumes ; il y en a une dizaine environ.

Le *foie* est volumineux, épais, gras, mais dur et résistant à la coupe, il est grenu à la surface ; les cellules sont séparées par du tissu conjonctif ; en un mot, le foie offre les lésions de la cirrhose. Rien à signaler dans les autres organes. Pas d'ulcérations intestinales ; plaques de Peyer saines.

Cette observation s'éloigne un peu des deux précédentes, en ce sens que les symptômes typhoïdes ont apparu avec la poussée de granulations et précédé la complication pulmonaire. Il faut noter dans ce cas l'âge du malade, ses habitudes alcooliques, la marche rapide de l'affection, sa forme anatomique et la coexistence de la tuberculose avec la cirrhose du foie.

La phthisie liée à l'hérédité, à la scrofule, à l'arthritisme, ou même à certains états cachectiques tels que ceux qui dépendent des intoxications paludéennes et saturnines, a souvent pour caractère la lenteur de l'évolution. Il n'est pas rare de voir une période de quatre, cinq années et même plus s'écouler entre les premiers symptômes et la terminaison fatale. D'un autre côté les manifestations du processus morbide sont peu bruyantes, et l'on voit souvent des individus porteurs de lésions considérables ne les révéler que par des phénomènes de peu d'intensité. Tout autrement se comporte la phthisie d'origine alcoolique. En analysant les cas qui font la base de notre travail, on ne peut manquer d'être frappé de la rapidité d'évolution de la maladie.

D'une durée de deux à quatre mois à peine dans quelques cas, jamais elle n'a dépassé le terme de deux ans, et c'est généralement entre sept et huit mois qu'elle a parcouru ses phases. Plusieurs causes concourent à cette rapidité de la marche. Tout d'abord l'état de débilitation profonde de l'économie, qui n'est plus dans des conditions suffisantes pour réagir contre la maladie ; la dyspepsie constante qui met obstacle chez les alcooliques à l'assimilation des médicaments et aliments réparateurs. D'autre part, la fièvre continuelle, la tendance de la tuberculisation à envahir d'autres organes que les poumons, tels que le péritoine, l'intestin, etc, les troubles amenés par ces lésions nouvelles, la diarrhée en particulier, contribuent dans un certain nombre de cas à abréger la durée de l'affection.

Les complications pulmonaires si fréquentes chez les alcooliques, viennent aussi hâter souvent la terminaison fatale. Rien de moins rare, en effet, que de voir survenir chez eux, sous l'influence du processus tuberculeux, soit des pneumonies lobulaires, comme nous venons d'en rapporter trois exemples, soit de véritables pneumonies lobaires aboutissant à la caséification et à l'ulcération. L'observation suivante qui nous a été communiquée par notre excellent ami, le Dr A. Robert, ancien interne des hôpitaux, en est un exemple remarquable.

Observation XXIII

Alcoolisme. — Pneumonie du sommet. — Tuberculose rapide sous forme de broncho-pneumonie.

La nommée Corn..., Maria, mécanicienne, âgée de 44 ans, entrée le 22 décembre 1877, à l'hôpital Temporaire, salle Saint-Louis, n° 26, service de M. Rendu.

Pas d'antécédents héréditaires. Réglée à 10 ans, menstruation facile et régulière. A eu un enfant. En 1867, attaque de rhumatisme qui a duré un mois. Pendant ces dix dernières années, vomissements bilieux de temps à autre, douleur à l'hypochondre droit et ictère passager : battements de cœur fréquents.

La malade tousse depuis dix mois ; depuis, processus vulgaire de la tuberculose ; rien n'y manque ; les règles sont supprimées, depuis trois mois vomissements, crachements de sang ; amaigrissement, perte de forces, sueurs nocturnes.

Actuellement : cette femme, bien qu'amaigrie, paraît encore assez vigoureuse. Elle rend des crachats jaunâtres, muco-purulents. Elle est évidemment alcoolique, elle a peu de tremblement des mains, mais un tremblement très prononcé de la langue ; elle rêve d'animaux ; sa première nuit a été très agitée ; d'ailleurs, *elle avoue s'adonner aux boissons alcooliques.*

Localement : en arrière, submatité au sommet gauche et respiration faible ; souffle au niveau de la racine des bronches ; transmission facile des bruits du cœur, surtout au sommet, à droite, respiration obscure dans toute l'étendue du poumon. En avant, submatité sous la clavicule droite, respiration très faible, pas de bruits anormaux. Rien à gauche.

Urines rouges avec beaucoup de dépôts ; opalescence albumineuse. Traitement : chloral 3 gr. Eau de Vichy, vin de gentiane.

24 *décembre.* — Pouls = 120. Nuit très agitée ; délire bruyant et

locomoteur (de persécution). Souffle profond au sommet droit en arrière ; pas de râles. Faciès vultueux, œil hagard ; marmottement et tremblement des lèvres (pneumonie du sommet chez une alcoolique).

Traitement : Potion de Todd :

Extrait thébaïque	0, gr. 10
Kermès	0, gr. 15

4 ventouses scarifiées au sommet droit.

25. — Pouls = 120. Expectoration diffluente, nullement caractéristique, un peu visqueuse cependant sur les bords du crachoir. Le soir apparaissent quelques râles crépitants mêlés au souffle.

26. — Nuit agitée. Diarrhée abondante. Le souffle gagne en bas ; l'expectoration a le même caractère spumeux et diffluent (vésicatoire ; tartre stibié remplaçant le kermès).

27. — Pouls = 120, affaissement. Souffle étendu et ample (on diminue l'extrait thébaïque, 0 gr. 05 seulement).

28. — Souffle mêlé de râles abondants.

29. — Le matin souffle intense, sans râles. Le soir état meilleur : toux fréquente, souffle moins aigre mêlé de râles crépitants et sous-crépitants nombreux. L'expectoration reste la même. Depuis hier il est survenu quelques douleurs dans les genoux et les poignets. Plus de diarrhée.

30. — Pouls 108. Point de côté à la partie moyenne du poumon droit en arrière (vésicatoire *loco dolenti*).

31. — 120 pulsations. Nuit meilleure (opium et chloral).

2 *janvier* 1878. — Le souffle a décidément diminué ; la résolution va se faire probablement (vin de quinquina. Todd. Extrait thébaïque, 0 gr. 10 et extrait de belladone 0 gr. 1.

4. — Délire intense la nuit dernière. La défervescence ne s'accentue pas ; le souffle très atténué reste toujours mêlé à de gros râles. Expectoration abondante et avec les mêmes caractères. En somme, état local stationnaire, l'état général semble plutôt baisser.

6. — La malade est très adynamisée ce matin. Pupilles un peu rétrécies (suppression de l'opium ; chloral et Todd seulement). Le souffle semble reprendre un timbre plus aigre et étendu inférieurement.

Point de côté à la partie moyenne du poumon droit ; le souffle est plus accentué à la racine des bronches.

10. — Voilà plus de quinze jours que dure cette pneumonie, le souffle aigre et étendu qui persiste toujours donne l'idée d'un bloc pulmonaire en voie de caséification ; les râles mêlés au souffle deviennent de plus en plus gros. Il n'y a plus à compter sur la défervescence. La malade s'affaiblit de plus en plus ; elle maigrit rapidement. L'expectoration devient jaunâtre.

14. — A la partie supérieure de la fosse sous-épineuse droite les râles arrivent au gargouillement et donnent à penser que le tissu s'excave (badigeonnage iodé).

17. — A gauche, souffle autour de la racine des bronches avec quelques râles sous-crépitants. Douleur locale à la partie antérieure du poumon droit sous la clavicule ; dans la moitié supérieure du poumon gros râles sous-crépitants très confluents. La dyspnée augmente considérablement ; la malade s'émacie de jour en jour ; elle reste toute la journée somnolente. C'est maintenant la marche générale et locale d'une tuberculisation aiguë ou du moins rapide, procédant par îlots de broncho-pneumonie.

A partir du milieu de janvier, l'état de la malade n'a fait qu'empirer très rapidement. Amaigrissement très rapide ; volume des râles graduellement croissant, extension du souffle qui arrive à occuper les deux tiers supérieurs du poumon droit et presque la moitié du poumon gauche. État fébrile marqué le soir.

Fin janvier. — La malade est arrivée à l'hecticité. Il semble se produire maintenant un temps d'arrêt relatif. Somnolence presque permanente ; l'expectoration, toujours abondante, est de plus en plus jaune et purulente, mais la masse s'agglomère ; il n'y a plus de crachats pelotonnés ou isolés. Dyspnée intense ; fièvre vespérale. Sous la clavicule, gros gargouillements qui donnent l'idée de plusieurs excavations voisines.

La malade meurt le 7 février, quarante-cinq jours après le début de sa pneumonie au sommet du poumon droit.

Autopsie le 8 février. — Les deux tiers supérieurs du *poumon droit* forment un seul bloc compacte, dont les fragments plongent dans l'eau. Cette masse, absolument imperméable à l'air, est semée d'excavations multiples à parois jaunâtres, irrégulières, suppurant. Quelques-unes de ces ulcérations atteignent le volume d'une bille d'enfant ou d'un œuf de pigeon. A côté d'elles des masses jaunâtres, caséiformes, tachent le fond du bloc induré dont la couleur varie du gris au brun. Ce tissu est peu humide et presque granuleux à la coupe, l'on y voit la pneumonie grise, gélatiniforme aboutissant à la caséification puis à l'ulcération du poumon. Par places, surtout à la périphérie sous la plèvre, de petits îlots tuberculeux de pneumonie, puis de vrais tubercules gris jaunâtre, gros comme des têtes d'épingle achèvent de caractériser la nature tuberculeuse de ces lésions.

Le tiers inférieur du poumon droit, nettement séparé du reste, est encore perméable à l'air, souple, mais fortement congestionné. Çà et là quelques tubercules jeunes.

Le *poumon gauche* présente les mêmes lésions un peu moins avancées. Inutile d'y insister à nouveau : bloc pulmonaire induré, friable, gris, avec des points et des îlots jaunâtres; par places quelques excavations en voie de formation ou déjà formées, mais moins grandes qu'à droite; elles atteignent à peine le volume d'un noyau de cerise.

Foie très gros et excessivement gras. *Reins* gros et congestionnés.

Cœur. — Myocarde ramolli et dégénéré. Rien aux valvules aortiques, quelques végétations athéromateuses sur les valvules mitrales.

Il est enfin des lésions, liées elles-mêmes à l'intoxication alcoolique, qui viennent fréquemment compliquer la phthisie des buveurs, et contribuer pour leur part à une prompte terminaison. Parmi elles, une des plus communes, est la cirrhose alcoolique du foie. Nous la trouvons notée 4 fois sur les 11 autopsies que nous rapportons et presque toujours elle en était encore à la période d'hypertrophie. Dans quelques cas pourtant, la lésion hépatique domine la scène et ne permet pas à la tuberculose d'accomplir toutes ses phases. On trouvera dans la thèse de M. Garaudeaux, soit 21 observations de phthisie pulmonaire compliquées de cirrhose, et l'on pourra s'assurer que dans quelques cas c'est bien plutôt aux progrès de la maladie du foie que les malades ont succombé, qu'aux progrès de la lésion du poumon.

Avant lui, Becquerel (1) avait constaté, tout en la croyant rare, la coexistence de la cirrhose du foie et de la phthisie pulmonaire, mais il avait méconnu les rapports de causalité entre les deux affections. Sur 42 cas suivis d'autopsie, 25 fois la cirrhose se compliquait de maladies du cœur. Sur les 17 cas restant, 6 fois il a constaté la présence de tubercules pulmonaires. « A l'autopsie des individus qui ont succombé aux progrès de la phthisie pulmonaire, il est très rare de trouver la cirrhose du foie. Cependant sur ces 42 cas suivis d'autopsie, je trouve 6 fois des tubercules pulmonaires parvenus à un degré avancé, ramollis, à l'état de cavernes. C'est aux progrès de la désorganisation du poumon que ces malades ont succombé, 4 fois la cirrhose était au premier degré et 2 fois au deuxième. » Becquerel cherche à expliquer la formation de la cirrhose dans ces cas par le trouble de la circulation veineuse de l'abdomen sous l'influence de la dyspnée, et par une hyperémie active du foie sous l'influence d'une circulation plus active, occasionnée par la fièvre. N'est-il pas plus juste de voir dans les deux lésions l'expression différente d'un même état général?

1. Becquerel. *Recherches sur la cirrhose du foie. Archives générales de médecine*, 1840.

Frerichs (1) paraît avoir méconnu aussi les relations de la cirrhose du foie et de la tuberculose. « En même temps que l'affection du foie, dit-il, on trouve très habituellement dans d'autres organes des désordres qui en sont indépendants, ou bien qui ont avec elle des relations plus ou moins intimes. Parmi les premiers, on doit ranger la tuberculisation et l'emphysème des poumons (j'ai rencontré l'une 6 fois et l'autre 3 fois), les lésions du cœur, le carcinome, etc., etc.... Parmi les autres qui, au contraire, procèdent de la même source que la cirrhose, nous citerons : la maladie de Bright chez les ivrognes, le delirium tremens, l'état lardacé de la rate et des reins, les affections syphilitiques des os. »

M. Lancereaux le premier a nettement signalé, dans son article alcoolisme du *Dictionnaire encyclopédique des sciences médicales*, la coexistence fréquente de la phthisie pulmonaire des buveurs avec la cirrhose du foie. Enfin, tout récemment, M. le docteur Hutinel, médecin des hôpitaux, dans un travail présenté à la Société clinique de Paris, et inséré dans la *France médicale* du 12 mars 1881 (2), s'exprime ainsi à ce sujet : « Il m'est arrivé plusieurs fois, dans ces dernières années, de rencontrer, chez des malades tuberculeux, des lésions scléreuses du foie, remarquables aussi bien par les manifestations cliniques qui avaient révélé leur existence, que par les détails de l'examen histologique. Les sujets qui en étaient atteints avaient ordinairement fait un abus prolongé des liqueurs alcooliques ; c'étaient des buveurs devenus des poitrinaires ; chez eux le foie s'était

1. Frerichs, *Traité pratique des maladies du foie*, 1862, p. 368 et 1877, p. 318.

2. *Étude sur quelques cas de cirrhose avec stéatose du foie.*

altéré sous la double influence de l'alcoolisme et de la déchéance tuberculeuse et, si la tuberculose avait imprimé sa marque à la lésion hépatique, celle-ci avait eu sur l'évolution de la phthisie une influence incontestable. »

Disons enfin que pour M. Hutinel, la lésion hépatique ne serait pas celle de la cirrhose atrophique. La transformation graisseuse du parenchyme du foie survenue sous l'influence de la phthisie pulmonaire réagirait sur l'élément conjonctif ; elle modifierait la sclérose dans sa forme et dans sa marche, lui donnerait une allure spéciale, en un mot, l'assimilerait aux cirrhoses parenchymateuses, et en ferait un type de cirrhose hypertrophique à marche particulière.

CONCLUSIONS

L'alcoolisme est un facteur fréquent de la phthisie pulmonaire.

Il paraît être capable d'engendrer la tuberculose de toutes pièces chez les individus exempts de diathèse héréditaire, et de provoquer les manifestations de cette diathèse chez ceux qui en sont entachés.

C'est généralement entre l'âge de 30 à 50 ans que la tuberculose pulmonaire se développe chez les buveurs.

Les conditions sociales peuvent retarder ou activer l'apparition de la tuberculose. Toutefois, celle-ci ne trouve pas dans les conditions de richesse et de bien être d'antagonisme absolu.

Les diverses espèces de boissons paraissent avoir aussi leur part d'influence dans la genèse de l'affection. En première ligne il semble qu'il faudrait placer l'absinthe et les différentes variétés d'alcool, mais surtout les alcools de qualité inférieure dont la puissence toxique est plus considérable.

La tuberculose pulmonnaire s'annonce chez les buveurs d'abord par une toux sèche. Les symptômes les plus marquants dans le cours de la maladie sont la diarrhée, la fièvre et le délire.

L'affection évolue souvent d'une manière très rapide ; sa durée moyenne varie entre sept et neuf mois.

Elle s'accompagne fréquemment d'autres lésions pulmonaires telles que des pneumonies, et d'altérations du foie telle que la cirrhose, complications qui souvent encore en abrègent la durée.

Sa forme anatomique est le plus habituellement celle de la phthisie granuleuse.

BIBLIOTHÈQUE NATIONALE R.F. IMPRIMÉS

Imp. A. DERENNE, Mayenne. — Paris, boulev. Saint-Michel, 52.

Imprimerie A. DERENNE, Mayenne. — Paris, boulevard Saint-Michel, 52.

www.ingramcontent.com/pod-product-compliance
Ingram Content Group UK Ltd.
Pitfield, Milton Keynes, MK11 3LW, UK
UKHW021228230726
13926UKWH00003B/1313

9 782016 167915